DE

LA PHLÉBITE

RHUMATISMALE

PAR

Stanislas SCHMITT

Docteur en médecine de la Faculté de Paris,
Ancien interne en médecine et en chirurgie des hôpitaux de Paris,
Préparateur du cours d'hygiène de la Faculté,
Médaille de bronze de l'Assistance publique.

PARIS

A. DELAHAYE et E. LECROSNIER, LIBRAIRES-ÉDITEURS

2, Place de l'École-de-médecine

1884

DE

LA PHLÉBITE

RHUMATISMALE

PAR

Stanislas SCHMITT

Docteur en médecine de la Faculté de Paris,
Ancien interne en médecine et en chirurgie des hôpitaux de Paris,
Préparateur du cours d'hygiène de la Faculté,
Médaille de bronze de l'Assistance publique.

PARIS

A. DELAHAYE et E. LECROSNIER, LIBRAIRES-EDITEURS

2, Place de l'École-de-médecine

1884

PHLÉBITE RHUMATISMALE

DÉFINITION. — LIMITATION DU SUJET.

L'étude de la phlébite rhumatismale est de date relativement récente : les faits publiés en vue d'établir la réalité de cette affection sont encore peu nombreux, et cependant, malgré leur rareté, les observations considérées comme caractéristiques par les auteurs ne résistent pas toutes à un examen attentif. Cette incertitude des descriptions tient à deux conditions essentielles : 1° pendant longtemps, on a confondu dans le même exposé la phlébite aiguë, la thrombose et la phlegmatia alba dolens ; 2° le terme rhumatisme s'appliquait naguère dans une compréhension beaucoup trop large à différents états morbides, qui doivent être nettement séparés.

De là deux causes d'erreur.

Il est donc nécessaire de préciser immédiatement les deux termes de la question, et de réserver seulement le nom de phlébite rhumatismale à l'ensemble des déterminations veineuses survenues à l'occasion du rhumatisme vrai.

La dénomination de « phlébite rhumatismale » doit être conservée, bien que, dans la plupart des cas, il n'y ait pas inflammation primitive de la paroi veineuse ; mais elle est généralement admise et comprise pour le fait clinique qu'elle veut désigner.

D'une façon générale, le domaine de la phlébite a été singulièrement restreint depuis les recherches de Virchow, qui a fait connaître le mécanisme et la pathogénie de la coagulation du sang dans les veines. Sans doute, la distinction est loin d'être complètement établie entre la valeur respective que l'on doit attribuer à l'endophlébite primitive et à la thrombose ; cependant la plupart des auteurs s'accordent aujourd'hui à reconnaître que la phlébite spontanée est très rare, et que le plus souvent au contraire l'inflammation de la veine est consécutive à la formation du caillot. « Jusque dans ces dernières années, on croyait que toute coagulation du sang dans les veines était toujours déterminée par la phlébite. Virchow chercha à montrer que la phlébite primitive est extrêmement rare, et que, lorsqu'il se produit un caillot dans une veine et de la phlébite, le plus souvent la coagulation a précédé l'inflammation. Cette théorie, qui nous semble trop absolue, a été acceptée cependant par tous les anatomo-pathologistes allemands; toutefois elle a eu le mérite de faire bien étudier les conditions de la formation des caillots dans les veines (1). » Si le rhumatisme peut créer cette coagulation veineuse, il restera à examiner la question, de savoir si cette thrombose rhumatismale, ne présente pas des analogies avec d'autres états pathologiques, si elle peut être comparée aux thromboses de la fièvre typhoïde et de la chlorose, et complètement distinguée de la phlegmatia alba dolens des nouvelles accouchées, de la tuberculose et du cancer. Il existe, selon M. Duguet (2), à côté de la

(1) Cornil et Ranvier. Manuel d'histologie pathologique, 1881, t. I, p. 623.
(2) Duguet. Communication orale.

phlegmatia décrite par Robert Lée et par Trousseau, toute une classe de thromboses veineuses d'un caractère spécial, dans laquelle on doit faire rentrer, croyons-nous, le plus grand nombre des phlébites rhumatismales.

Si l'on recherche maintenant quel sens il faut attribuer au terme rhumatisme, il nous suffira de rappeler brièvement les variations nombreuses de son histoire, et de montrer quelle conception on peut adopter actuellement sur cet ensemble symptomatique. Le terme rhumatisme, d'origine très ancienne, s'appliquait à une foule d'états mal définis, jusqu'à l'époque où Baillou (1560-1616) distingua dans l'arthritis deux maladies différentes et donna le nom de rhumatisme à « la plus mobile, la plus fluxionnaire, la plus accidentelle dans ses causes ». Mais, malgré les travaux successifs de Sydenham, Cullen, Sauvages, Barthez, Chomel, il faut arriver jusqu'à Bouillaud pour acquérir les notions suivantes : le rhumatisme ne se borne pas aux tissus fibreux périarticulaires ; non seulement il atteint les articulations, mais il peut envahir les diverses parties du système séreux, léser le cœur et les vaisseaux. Ainsi se trouvent créées les pleurésies, les péricardites, les endocardites rhumatismales ; au même ordre de faits, Bouillaud rattache la phlébite qui n'occupe, il est vrai, dans toute cette nomenclature qu'un rang très secondaire. Dès lors, la dissémination des manifestations rhumatismales est définitivement proclamée, mais des théories nombreuses furent produites pour expliquer la nature intime de l'affection. On reprit même les théories anciennes, la théorie humorale de Boerhaave, la théorie inflammatoire de Cullen. Plus récemment Pfeufer et Hueter, en Allemagne, placent les différentes localisations du rhumatisme sous la dépendance d'embolies capillaires provenant d'une endocardite primitive. Hueter avance même cette opinion que le rhumatisme doit être rangé dans la classe des maladies infectieuses zymotiques. Cette théorie avait du moins l'avantage de susciter une discussion importante, et des recherches nouvelles furent entreprises sur les modalités infectieuses que l'on rattachait autrefois au rhumatisme.

Cohnheim (1) combat l'hypothèse des embolies capillaires : il lui semble inadmissible en effet que ces embolies n'aient une action inflammatoire que sur les articulations, tandis qu'elles exerceraient une action mécanique douteuse vers les autres organes ; il ne comprend pas non plus comment ces embolies s'arrêteraient seulement vers les capillaires des synoviales, et très rarement au contraire dans les capillaires des organes les plus susceptibles de fixer un embolus.

Viennent enfin les théories de Mitchell et de Canstatt, qui font du rhumatisme une maladie du système nerveux, et une théorie chimique qui place les manifestations rhumatismales sous l'influence de l'accumulation dans le sang d'un excès d'acide lactique.

Quoi qu'il en soit de ces diverses théories, elles reconnaissent toutes dans le rhumatisme, une maladie générale constitutionnelle, à déterminations multiples, et toutes ont pour but de donner l'explication de ces lésions si différentes, en les rapportant à une cause unique. La nature intime du rhumatisme nous échappe encore, et il est impossible actuellement d'adopter de préférence une théorie pour l'interprétation de faits : il était intéressant néanmoins de rappeler les hypothèses principales et de montrer la tendance à la création, sous le nom de rhumatisme, d'un groupe bien défini.

Senator (2) indiquant l'évolution subie par la concep-

(1) Cohnheim. Vorlesungen uber allgemeine pathologie. Berlin 1877.

(2) Senator. Art. Rhumatisme, in Ziemssen's Handbuch der Speciellen pathologie und therapie.

tion qu'on s'est faite, suivant les doctrines médicales, du terme rhumatisme, recherche quel est le critérium clinique du rhumatisme vrai ; au début de ce siècle, on a commencé, dit-il, à distinguer le rhumatisme des affections dues au refroidissement et, en particulier, des névralgies. On a vu depuis que le symptôme douleur ne suffisait pas à caractériser le rhumatisme ; c'est dans un ensemble symptomatique qu'on doit rechercher le type d'une affection ; ce type est réalisé pour le rhumatisme par la polyarthrite aiguë fébrile.

Pour le même auteur, en effet, il n'existe pas d'autre notion certaine qui permette de préciser cette maladie. L'altération du sang ne serait pas définitivement démontrée ; la preuve tirée de l'hérédité ne serait pas suffisante ; enfin le refroidissement ne peut être considéré comme la caractéristique étiologique ni nosographique du rhumatisme. Et cependant, il est nécessaire d'établir des distinctions : le rhumatisme articulaire aigu diffère absolument du rhumatisme chronique ; il ne lui ressemble de loin que parce que les articulations sont atteintes. Le rhumatisme articulaire aigu est une maladie générale qu'on devrait classer à côté de certaines maladies infectieuses, l'influenza, la malaria, par exemple ; le rhumatisme chronique est une affection purement locale. Quant au rhumatisme blennorrhagique, il n'a rien de commun avec les affections déterminées par le refroidissement. Le salicylate de soude pourrait être considéré comme la pierre de touche du rhumatisme.

Ayant ainsi restreint son étude, Senator arrive à donner la définition suivante : « Le rhumatisme articulaire aigu est une maladie générale, fébrile, non contagieuse, qui s'accompagne d'inflammation et d'exsudation dans les articulations, souvent aussi d'inflammation des organes intérieurs et spécialement des séreuses. »

De même que Senator accorde une importance capitale à la polyarthrite aiguë fébrile, pour la détermination du rhumatisme, le professeur Bouchard (1) considère cet ensemble clinique comme fondamental : « La polyarthrite aiguë fébrile est, dit-il, en quelque sorte, la tête de file ; elle est le premier terme de la série. On lui consacre le nom de rhumatisme articulaire aigu. Les autres maladies de la série sont dénommées par leur processus, par leur évolution, et caractérisées par l'épithète rhumatismale. C'est ainsi qu'on a l'inflammation de la plèvre à évolution rapide et de nature rhumatismale, ou plus simplement la pleurite aiguë rhumatismale ; de même la névrite chronique rhumatismale, de même l'œdème aigu rhumatismal, de même la dermite hémorrhagique rhumatismale. » C'est à ce groupe qu'il nous sera facile de rattacher tout à l'heure la phlébite rhumatismale qui dérive aussi de la même série.

Nous voyons donc que, dans l'époque actuelle et sous l'influence des travaux que nous venons de citer, le rhumatisme tend à s'affirmer de plus en plus comme une maladie définie, dégagée de toutes relations directes avec d'autres modalités morbides qui n'ont avec le rhumatisme proprement dit qu'une parenté pathologique établie par les lésions articulaires. Cette distinction, devenue inévitable depuis que les maladies dites infectieuses sont mieux connues et mieux étudiées, a été très bien mise en relief par un élève du professeur Bouchard, notre excellent ami, le Dr Bourcy (2), qui, dans une thèse très complète, parue sous le titre de Pseudo-rhumatismes infectieux, décrit toutes les manifestations articulaires qui se présentent « au cours de l'érysipèle, de la dysenterie, des angines, de certaines bronchites, de la scarla-

(1) Bouchard. Leçons sur les maladies par ralentissement de la nutrition.

(2) Bourcy. Des déterminations articulaires des maladies infectieuses. Paris, 1883.

tine, de la variole, de la morve, etc., ou qui compliquent la blennorrhagie, le cathétérisme, la menstruation, la dysménorrhée membraneuse, la grossesse, les suites de couches, l'allaitement, la chlorose, etc. » Cette opinion qui tend à s'accréditer est aujourd'hui presque généralement admise ; elle est exposée avec autorité par le professeur Jaccoud qui, parlant des arthrites qu'on a coutume de juger comme un rhumatisme secondaire, s'exprime ainsi : « C'est principalement pour ces pseudo-rhumatismes qu'on peut accepter la théorie récemment proposée par Müller, qui considère le rhumatisme comme une maladie infectieuse ; pour ce groupe des arthrites secondaires, indûment appelées rhumatisme secondaire, la théorie est justifiée par la présence d'éléments parasitaires dans les liquides et dans les tissus, particulièrement dans l'endocarde. » Le rhumatisme est isolé de toutes les affections similaires qui encombraient son étude. On a voulu cependant aller plus loin encore dans cette voie, et détacher du rhumatisme certains faits qu'on décrivait autrefois sous le nom de formes anormales. L'état actuel de cette question est clairement exposé dans un article récent de M. le Dr Barth (1) ; nous lui empruntons la description suivante : « A côté de ces faits relativement clairs, pseudo-rhumatismes infectieux, et susceptibles dès aujourd'hui d'une interprétation précise, il en est d'autres plus obscurs dont l'étiologie nous échappe encore, mais dont il est possible de soupçonner la nature, si on les examine à la lumière des notions acquises. Il n'est pas un observateur attentif qui n'ait rencontré des cas anormaux, bizarres, dans lesquels on voit une polyarthrite aiguë, d'apparence primitive, débuter avec les caractères extérieurs du rhumatisme, sans que rien dans l'étiolo-

(1) H. Barth. Rhumatisme et pseudo-rhumatisme. Union médicale, 22 décembre 1883.

gie puisse faire supposer qu'il s'agit d'une autre affection, et cependant la marche des accidents, la gravité
des complications ne tardent pas à faire naître des doutes, et à montrer qu'on n'est pas en face d'un rhumatisme ordinaire, mais bien d'une maladie véritablement
maligne.

« Ces faits classés provisoirement sous le nom de rhumatisme anomal, et dont la vraie place dans le cadre
nosologique n'est pas encore fixée, se rencontrent en
assez grand nombre dans la littérature médicale. Presque toujours il s'agit d'un individu jeune, sans antécédents arthritiques, chez lequel, à la suite d'un surmenage
(ou même sans aucune cause appréciable), on voit se
déclarer des frissons, suivis d'une fièvre intense et d'un
gonflement douloureux d'une ou de plusieurs jointures ;
le traitement n'a aucune prise sur ces accidents, et le
salicylate de soude en particulier ne produit aucun résultat ; bientôt le malade prend un aspect typhoïde, les
urines deviennent albumineuses, le pouls s'accélère en
s'affaiblissant, un souffle cardiaque se développe ; des
épanchements purulents se manifestent dans les articulations envahies, parfois même dans les grandes séreuses ; l'adynamie fait des progrès rapides et le malade ne
tarde pas à succomber. Tous les cas n'offrent pas cette
marche foudroyante : quelquefois les accidents se cal-
ment, la suppuration n'apparaît point ou se limite à une
ou deux jointures, et la guérison peut s'effectuer, mais
elle est lente, difficile et souvent interrompue par des
retours de fièvre avec aggravation inquiétante de l'état
général.

« Ces faits présentent, il faut en convenir, une frap-
pante analogie avec la pyohémie ; sauf la plaie d'entrée
du virus et les abcès métastatiques dans les viscères,
c'est exactement le tableau que nous tracions tout à
l'heure à propos des manifestations articulaires de l'in-

fection purulente, et le rapprochement est d'autant plus justifié que l'examen des urines, du sang, du pus articulaire, a permis plusieurs fois de reconnaître dans ces divers liquides des bactéries en grand nombre. Nous sommes donc ici en présence d'une maladie infectieuse, mais d'une maladie non encore classée. C'est elle qui a induit en erreur Bouillaud et plusieurs autres cliniciens en leur faisant croire que le rhumatisme aigu tendait naturellement vers la suppuration ; c'est elle, sans doute, qui a montré à Klebs les organismes inférieurs qu'il a décrits sous le nom de monade rhumatique, comme l'attribut propre du rhumatisme articulaire aigu. Nous ignorons encore quelle est la nature, quelle est la source de l'agent morbigène qui lui donne naissance; nous ne savons pas s'il vient de l'atmosphère par les voies respiratoires, s'il est absorbé par les orifices glandulaires de la peau en sueur, comme le pense Hueter, ou bien s'il pénètre dans l'organisme par les voies digestives en déterminant d'abord une angine, comme le soupçonne Bouchard ; mais ce que nous pouvons affirmer dès à présent, c'est qu'il ne s'agit pas d'une maladie diathésique, c'est que ce prétendu rhumatisme anormal n'est qu'un pseudo-rhumatisme infectieux.

« La conclusion à tirer de tout cela, c'est qu'en présence d'une arthropathie aiguë, même spontanée en apparence, il ne faut pas se presser d'invoquer le rhumatisme, mais observer d'abord soigneusement les symptômes et se reppeler qu'une manifestation articulaire qui est accompagnée de frissons, d'albuminurie, d'une rapide altération de l'état général, qui tend vers la suppuration ou vers l'ankylose, qui ne cède pas au salicylate de soude, a de grandes chances pour être de nature infectieuse et spécifique. »

Cette opinion est encore trop discutée, elle est trop nouvelle et ne repose pas sur un nombre suffisant de documents incontestés, pour qu'on puisse l'adopter à l'égal d'une vérité démontrée. Et pourtant, elle nous fait voir qu'il existe, à côté de l'attaque franche et régulière du rhumatisme articulaire aigu, toute une catégorie de faits qui présentent avec les maladies infectieuses décrites les analogies les plus étroites ; ces formes anormales ont une évolution particulière, des complications spéciales, et nous verrons plus tard, dans le cours de ce travail, qu'à certaines de ces formes irrégulières semblent correspondre des déterminations veineuses, inflammatoires, d'un caractère défini.

Donc, si l'on peut arriver à concevoir à côté du rhumatisme, affection de nature encore indéterminée, mais à caractères cliniques bien connus, d'autres modalités morbides qui lui appartenaient autrefois, il est encore impossible de donner du terme rhumatisme une définition à la fois complète et suffisante. Aussi voyons-nous la plupart des auteurs qui ont traité ce sujet il y a quelques années reculer devant cette difficulté et traduire dans une description raccourcie les phénomènes essentiels du rhumatisme proprement dit ; nous en trouvons un exemple dans l'article si remarquable de M. Besnier. (Dictionnaire encyclopédique des sciences médicales.)

Néanmoins, si l'on prend pour type du rhumatisme, comme nous l'avons fait, l'attaque franche, régulière, la polyarthrite aiguë fébrile, nous devons ranger à côté d'elle toutes les formes irrégulières ou atténuées qui, alternant avec celle-ci, ou la remplaçant, font partie comme elles de la même famille. Dans un premier ordre de faits se rangent les formes ataxique, typhoïde, hémorrhagique, etc. ; en second lieu, il n'est pas rare d'observer qu'une attaque de rhumatisme n'arrive pas complètement à résolution, qu'elle traîne, suivant une expression consacrée et qu'elle se termine par des arthropathies localisées, dont la guérison se fait quelquefois longtemps

attendre. Enfin, après ces formes amoindries, il en est
une qui, par la lenteur de sa marche, la faible intensité
de la réaction fébrile et l'absence presque complète des
phénoménes généraux, nécessite une description particulière ; nous voulons parler du rhumatisme articulaire
subaigu. Ici, les phénomènes locaux prédominent, la
maladie affecte de préférence les grandes articulations,
elle s'y fixe avec une ténacité persistante, sans que l'état
général du sujet semble d'abord sérieusement modifié ;
puis elle se localise sur les tissus périarticulaires, sur
les gaines tendineuses et ces manifestations lentes, tor-
pides, laissent cependant souvent à leur suite des défor-
mations durables. A la fin de ce travail pathologique qui
dure de quatre à cinq semaines, on constate alors, dans
un grand nombre de cas, qu'un malade, dont l'affection
s'était écoulée presque apyrétique, limitée à des symptômes locaux, est affaibli, pâle, émacié, comme à la
suite d'une maladie grave ; il présente tous les signes
d'une cachexie rhumatismale. La communauté d'origine
du rhumatisme articulaire aigu et de la forme subaiguë s'impose ; elle est généralement acceptée, elle repose
principalement sur la loi de l'hérédité et sur l'alternance
ou la succession des manifestations articulaires.

Il en est de même de certains phénomènes qui, relevant du rhumatisme, lui empruntent un caractère propre, précèdent, accompagnent ou suivent les lésions des
jointures et permettent de reconnaître la nature de la
maladie ; telles sont les endocardites, les péricardites,
les pleurésies rhumatismales, la névralgie faciale, certains érythèmes dont la présence contribuera souvent à
établir le diagnostic. La phlébite rhumatismale tient du
même groupe et nous serons autorisé à rattacher au
rhumatisme toute détermination veineuse produite à
l'occasion d'arthropathies semblables à celles dont nous
avons restreint la signification, ou bien coïncidant avec

les manifestations rhumatismales que nous venons de signaler. La phlébite rhumatismale est, en effet, un accident pareil à ceux qui surviennent vers les viscères au cours du rhumatisme et se place, quoique avec un moindre degré de fréquence, à côté des lésions de l'appareil cardio-vasculaire ; nous lui attribuerons la valeur donnée par le professeur Jaccoud aux accidents du rhumatisme en général, dans la définition suivante : « Le rhumatisme est une maladie primitive et spontanée, caractérisée anatomiquement par la fluxion ou l'inflammation des divers tissus qui entrent dans la composition de l'appareil locomoteur. Les accidents que présente si souvent le rhumatisme articulaire aigu dans les séreuses viscérales ou dans les viscères ne sont que des complications, dont la genèse même n'est pas toujours identique ».

La phlébite n'est qu'une de ces complications, et cette détermination veineuse ne reconnaît pas toujours la même pathogénie : c'est un des points que nous essaierons de faire ressortir.

Nous avons dit quelle idée on pouvait concevoir actuellement du rhumatisme, d'après les théories récentes et les faits connus. Le terme *rhumatismal* doit s'appliquer à ces faits et non à d'autres analogues. Nous n'accepterons donc pas à cet égard l'opinion de Senator, qui, après avoir défini le rhumatisme et l'avoir séparé des affections qui le simulent, pense que l'appellation rhumatismale est simplement un vocable commode et sans aucune valeur. « On désigne en effet sous ce titre, dit-il, certaines affections tenant à une soustraction de chaleur ou dépendant d'une cause inconnue et n'appartenant sans doute à aucune des catégories suivantes: mécaniques, contagieuses, ou toxiques. » Il y a, selon nous, dans cette manière de voir, une erreur d'interprétation et un abus de langage qu'il est nécessaire de ne pas con-

server, si l'on veut éviter les confusions trop nombreuses dans le sujet qui nous occupe.

Le rhumatisme est une affection variable dans ses
effets, dans les lésions qu'elle détermine, dans les temps
d'arrêt qu'elle présente. Cette affection, de nature encore
indéterminée, peut cependant, grâce à ses caractères cliniques et aux accidents qui lui sont propres, être diffé-
renciée des autres arthropathies. Sous l'influence du rhumatisme, un malade est atteint de phlébite et cette
localisation veineuse coïncide ou alterne avec des arthrites
caractéristiques ; l'épithète « rhumatismale » lui est applicable ; il en est de même si l'origine spécifique de la
maladie est franchement prouvée par une autre manifestation rhumatismale non douteuse, endocardite, érythème, etc., survenant chez un rhumatisant avéré. A
cette catégorie de faits seulement, l'épithète « rhumatismale » sera réservée.

Avant d'aller plus loin, qu'il nous soit permis d'expri-
mer à M. le professeur Bouchardat notre profonde recon-
naissance et notre sincère attachement.

Que M. le professeur Jaccoud veuille bien accepter
nos remerciements pour la bienveillance qu'il nous a toujours témoignée et pour les conseils qu'il nous a prodi-
gués dans le cours de nos études.

Nous remercions aussi nos autres maîtres dans les hôpitaux : MM. Péan, Ollivier, de Saint-Germain et
M. Proust, dont nous avions l'honneur d'être l'interne,
quand nous avons recueilli dans son service l'observation qui a été le point de départ de cette thèse.

HISTORIQUE.

La notion des accidents produits sur les veines à l'occasion du rhumatisme, a été introduite dans la science par Bouillaud (1), qui le premier étudia la phlébite rhumatismale et prétendit que cette complication, sans être fréquente, n'est pas aussi rare qu'on le pense généralement. Cependant, la plupart des faits qu'il rapporte sont des cas de phlébite, coïncidant avec des arthrites quelquefois suppurées, et nullement rhumatismales, et survenues au cours de la fièvre puerpérale ou de l'infection purulente, ou appartenant à des formes très anormales du rhumatisme.

Les deux observations les plus probantes, ou du moins celles qui semblent avoir avec la phlébite rhumatismale le plus d'analogie, sont consignées dans la thèse de Lelong, sur laquelle nous reviendrons tout à l'heure. Nous les publierons également, puisqu'elles marquent une date dans cette histoire, nous réservant la faculté d'indiquer avec quelles restrictions elles doivent être acceptées. Elles sont extraites toutes les deux du *Traité du rhumatisme*.

Obs. — Rhumatisme articulaire aigu. Pleurésie intercurrente ou coïncidente. Mort. Véritable pus mêlé de synovie dans l'articulation tibio-fémorale droite; articulation tibio-fémorale gauche, rouge, un peu sèche, avec érosion des condyles du fémur. Articulation radio-carpienne également rouge. Matière purulente dans la portion de la veine crurale la plus voisine de

(1) Bouillaud. Traité du rhumatisme, p. 46, obs. XIV.

l'articulation pleine de pus. Rougeur et augmentation de volume du nerf crural.

Le 11 avril 1828, on ouvrit en ma présence, à l'hôpital de la Charité, une jeune femme qui avait été atteinte d'un rhumatisme articulaire très aigu, pendant le cours duquel il survint une pleurésie. Cette pleurésie se manifesta peut être en même temps que le rhumatisme; mais celui-ci ayant absorbé sans doute toute l'attention du médecin et des assistants, on ne la reconnut qu'à l'ouverture du cadavre.

La malade ne passa qu'une quinzaine de jours à l'hôpital.

L'articulation tibio-fémorale gauche était rouge, un peu sèche, les condyles du fémur étaient érodés; il n'y avait point de pus.

L'articulation tibio-fémorale droite était pleine d'un véritable pus, mêlé de synovie; la congestion sanguine était à peine marquée. Pendant les derniers jours de son existence, la malade avait cessé de souffrir dans cette articulation. Une des articulations radio-carpiennes était rouge, comme l'articulation tibio-fémorale gauche, et avait été évidemment enflammée.

La portion de la veine crurale, la plus voisine de l'articulation pleine de pus, contenait une matière purulente, mêlée d'une sanie rougeâtre. Dans tout le reste de son étendue, elle était oblitérée ainsi que ses divisions par du sang concret (en plusieurs points on reconnut une certaine quantité de pus). Les parois de la veine étaient épaissies, surtout vers le genou. La membrane interne était d'un rouge violet et la concrétion fibrineuse ou fibrino-purulente s'en détachait facilement. L'artère crurale était libre. Le nerf qui accompagne les vaisseaux était plus rouge qu'à l'état normal, et nous parut sensiblement plus gros.

Les phénomènes cliniques présentés par cette malade nous font absolument défaut; nous ignorons de quel genre de rhumatisme elle a été atteinte, et la nature purulente de l'arthrite, constatée à l'autopsie, doit nous inspirer des doutes sérieux sur le caractère simplement rhumatismal de cette affection; il n'est pas sans intérêt non plus de remarquer que la veine enflammée se trouvait au contact de l'articulation, remplie de pus.

Schmitt.   2

L'observation 118 du même auteur, a pour titre :

Inflammation rhumatismale du genou droit et des veines du
même côté (phlegmatia alba dolens). Rien au cœur. Cas grave.
Une saignée locale de trois palettes le lendemain de l'entrée. Terminaison par lésion organique du genou, hypertrophie, tumeur
blanche, puis ankylose de cette articulation.

Il s'agit d'une jeune femme, pâle et chétive, mais nullement
cachectique ; après un retard d'un mois, elle a des règles longues
et douloureuses. A ce moment, elle se découvre dans son lit,
prend froid et le genou droit qui est resté quelque temps exposé
à l'air devient le siège de vives douleurs et se gonfle. Le gonflement s'étendit peu à peu jusqu'à l'aine, mais ne dépassa pas le
genou en bas. Depuis lors, la malade est restée dans le même
état. Le moindre mouvement du membre malade exaspère la
douleur. La douleur est violente, elle est soulagée dès le lendemain par les ventouses, les cataplasmes émollients, etc. La
cuisse se dégonfle peu à peu, mais la malade ne sort bien guérie
qu'après trois mois de séjour à l'hôpital.

Ici plusieurs objections s'imposent. S'agit-il bien réellement d'un rhumatisme, ou doit-on penser au contraire
à une chlorose ou à une tuberculose commençante ? n'y
a-t-il pas eu une fausse couche ? Les détails de l'observation ne suffisent pas pour éclairer tous ces points douteux. Enfin, Bouillaud considère ce fait comme un
exemple de phlegmatia alba dolens. Il est juste, à cet
égard, de se reporter à l'époque où fut publié le *Traité
du rhumatisme* (1840) et où la pathogénie de la phlegmatia, loin d'être élucidée, était au début de son étude.
C'est encore dans le même ordre d'idées qu'il écrit les
lignes suivantes : « Au moment où se rédige cet article,
nous avons sous les yeux un très remarquable exemple
de phlébite chez une femme atteinte d'un violent rhumatisme du genou droit. Par suite de la phlébite des
principales veines du membre correspondant, il s'est
formé un œdème du pied, de la jambe et de la cuisse, et

il existe en outre tous les autres symptômes caractéristiques de cette affection connue sous le nom de phlegmatia alba dolens. »

Nous aurons terminé l'exposé de sa pensée doctrinale,
quand nous aurons transcrit la citation suivante :
« Nous en avons eu récemment un exemple dans nos
salles (phlébite rhumatismale) chez un sujet dont j'ai
déjà parlé, lequel, affecté d'un rhumatisme articulaire
aigu du genou passé à l'état chronique, sous véritable
forme de tumeur blanche, fut aussi pendant la période
d'acuité atteint d'une phlegmatia alba dolens du membre
correspondant. » (P. 253).

Telles sont, avec les réserves que nous avons indi-
quées, les particularités cliniques très succinctes qui
semblent se rapporter à la phlébite rhumatismale; mais
l'intention de Bouillaud n'était pas seulement de signaler
une complication rare du rhumatisme ; sa tendance était
plus générale. Il cherchait à trouver dans l'inflammation de la veine un nouvel argument en faveur de la
thèse qu'il défendait, sur la nature inflammatoire du
rhumatisme articulaire aigu ; aussi ne doit-on pas s'é-
tonner de voir avec quelle ardeur, souvent exagérée, sont
exposées toutes les preuves qui militent en faveur de sa
conclusion ; au milieu de la discussion fameuse qu'il
soutint avec Chomel sur l'origine et la cause essentielle
du rhumatisme, il fut entraîné à publier plusieurs observations d'arthrites suppurées, qu'il est actuellement
impossible de rattacher au rhumatisme véritable, même
dans ses formes les plus anormales. Cependant, nous
avons cru qu'il serait intéressant de faire connaître ce
passage où Bouillaud cherche à établir que la phlébite
peut exister au cours du rhumatisme. Nous avons dit
plus haut pourquoi le rhumatisme devait être considéré
comme très douteux ou même devait être nié dans les
faits analogues à celui que nous rappelons ; nous donne-

rons le résumé de l'observation suivante avec les réflexions qu'elle inspire à l'auteur.

Obs. (Bouillaud, *Traité du rhumatisme*, p. 13). Rhumatisme articulaire aigu généralisé, bien caractérisé
avec fièvre des plus intenses et coïncidence d'angéite et
peut-être d'endocardite survenue manifestement à la
suite d'un refroidissement. Plusieurs saignées fournis-
sent une très belle couenne inflammatoire. Mort. Grande
quantité de pus jaune et bien lié dans la capsule des
articulations fémoro-tibiales, avec rougeur et épaissis-
sement de la synoviale.

Il s'agit d'un homme de 30 ans ; il n'est pas fait men-
ion des signes d'inflammation de la veine dans l'histoire clinique du malade. Cette inflammation est théo-
riquement suposée, d'après l'aspect du sang qui à la suite
des saignées fournit une couenne inflammatoire. A l'autopsie, indépendamment des suppurations articulaires,
on put constater que la veine saphène interne ouverte dans
l'étendue de trois pouces à la partie moyenne de la jambe
gauche était rouge pourpre, épaissie, enflammée dans
toute son épaisseur ; le tissu cellulaire était infiltré de
sérosité. Voici maintenant les réflexions de Bouillaud à
ce sujet : « Certes, s'il est un exemple bien positif d'un
véritable rhumatisme articulaire aigu terminé par une
suppuration, c'est assurément le cas que nous venons
de rapporter.

« Cependant, comme il est question de phlébite dans ce
cas, quelques personnes objecteront peut-être que le pus
trouvé dans les articulations n'était pas le résultat d'une
affection inflammatoire de ces parties, et qu'il s'y trouvait comme dans d'autres cas, où il existe des phlébites
indépendamment de toute affection articulaire de nature
inflammatoire ou bien encore que l'inflammation des synoviales, chez le malade qui nous occupe, avait simulé un
rhumatisme, mais n'en était réellement pas un. Quant

à la première objection, elle est difficile à soutenir en présence des symptômes observés pendant la vie et des altérations rencontrées après la mort. (Qu'on n'oublie pas que les synoviales étaient rouges et épaissies, en même temps qu'elles contenaient du pus dans leur cavité.) Reste donc la deuxième objection. Or, je le demande, à quelle maladie des articulations appliquera-t-on le nom de rhumatisme articulaire aigu, s'il est permis de le refuser à celle dont les symptômes. la marche, et la cause déterminante (influence d'un froid humide), ont été exposés ci-dessus. De ce que dans une phlébite on recontre une quantité plus ou moins grande de pus, dans quelques articulations, comme dans le tissu cellulaire, soit intérieur, soit extérieur, dans les grandes cavités séreuses, etc., on ne saurait en conclure que toutes les fois où la présence du pus dans les articulations coïncide avec la phlébite, cette dernière est la cause unique et essentielle du fait dont il s'agit, même lorsque pendant la vie on a observé les phénomènes les plus caractéristiques d'un rhumatisme articulaire aigu. Nous verrons, en effet, dans le courant de cet ouvrage, un bon nombre de cas dans lesquels la phlébite a été la compagne d'un rhumatisme articulaire aigu, je ne dis pas *faux* ou *simulé*, mais tellement évident que nul observateur consciencieux ne saurait révoquer en doute sa réalité. Il y a plus, c'est que la phlébite elle-même comme la péricardite, l'endocardite, etc., peut être le résultat primitif de la même cause qui a produit l'affection articulaire dite rhumatisme articulaire, et cette phlébite rhumatismale, bien distincte des phlébites traumatiques sur lesquelles on a tant écrit depuis quelques années, deviendra pour nous un nouvel argument en faveur de la nature inflammatoire du rhumatisme articulaire aigu. Remarquons d'ailleurs que dans le cas présent il n'est pas fait mention de pus, ni de concrétions purulentes dans la veine qu'on a dit être enflammée, ce qui pourrait même jeter quelque jour sur l'existence de la phlébite dont il s'agit. »

Le mot de phlébite rhumatismale avait été prononcé par Bouillaud, mais comme il n'avait pas tracé la symptomatologie de cette affection, et comme les cas de rhumatisme où il avait signalé l'inflammation de la veine prêtaient presque tous à discussion, cette question parut pour longtemps écartée.

Eisemnann (1), dans les nombreuses observations du rhumatisme qu'il a publiées, n'en cite qu'une de John Peacock, relative à un cas de phlegmatia alba dolens rhumatismale chez un homme (Practical hints on the Treatment of several diseases, London, 1834). Nous n'avons pas pu retrouver cette observation.

Rokitansky (2), dans son traité d'anatomie pathologique, ne fait pas allusion à la phlébite rhumatismale.

Actuellement encore, cette complication du rhumatisme ne figure pas dans les traités classiques de pathologie interne : elle n'est indiquée ni par Grisolle (3), ni par M. le professeur Jaccoud (4), dans la récente édition de son traité de pathologie. C'est que la plupart des travaux qui ont été produits reposent sur des observations trop souvent contestables, ainsi que nous aurons l'occasion de le faire remarquer à propos des différents auteurs qui ont écrit sur ce sujet.

Le tableau clinique de cette affection indiquée par Bouillaud, en 1840, fut exposé seulement en 1868, par M. Empis, dans une leçon qui fut publiée dans la *Gazette des Hôpitaux;* il parle de deux malades : la première, âgée de 37 ans, est prise, au milieu d'une attaque franche de rhumatisme articulaire aigu, de frisson suivi

(1) Eisenmann. Die krankheite familie. Rheuma, 1841.

(2) Rokitansky. Lehrbuch der pathologischen anatomie. Vienne, 1856.

(3) Grisolle. Pathologie interne.

(4) Jaccoud. Traité de pathologie interne, 7e édition, 1883.

d'une recrudescence de l'état fébrile. On constate le lendemain les signes d'une phlébite oblitérante des veines saphène et crurale, du côté gauche. La seconde présentait, en même temps que des phénomènes articulaires, un écoulement blennorrhagique ; elle fut également atteinte de phlébite. La coïncidence de la blennorrhagie et du rhumatisme nous fait écarter cette seconde observation. Quoi qu'il en soit, dans les réflexions qui suivent, M. Empis commence à établir la distinction qu'il croit exister entre la phlébite rhumatismale et la phlegmatia alba dolens ; en second lieu, il pense que l'inflammation rhumatismale exercerait sur les veines une action semblable à celle qu'elle produit sur la membrane interne du cœur où elle occasionne des désordres si permanents ; la persistance insolite de l'oblitération des veines pourrait être attribuée ici à un travail pathologique de même nature que celui qui succède à l'endocardite rhumatismale aiguë.

Cette leçon clinique inspira à Marcel Lelong (1) l'étude la plus complète qui ait été faite de la phlébite rhumatismale ; malheureusement, les observations sur lesquelles il s'appuie soulèvent presque toutes des objections sérieuses ; nous allons successivement les passer en revue. Nous ne reviendrons pas sur les deux premières observations de Bouillaud et nous citerons d'abord le cas publié par M. Martineau dans la *Gazette des Hôpitaux*, en 1864. Il s'agit d'un homme de 56 ans, qui n'a jamais été malade dans son enfance, qui n'a jamais eu de rhumatisme et qui ne présente aucune trace d'affection, soit constitutionnelle, soit diathésique. A l'âge de 29 ans, il a eu une sciatique qui a duré trois mois et depuis cette époque il a toujours été bien portant ; à son entrée à l'hôpital, il présente une oblitération de la saphène gauche durant déjà depuis huit jours,

(1) Marcel Lelong. Etude sur l'artérite et la phlébite rhumatismale aiguës. Thèse de Paris, 1869.

un gonflement de tout le membre qui est œdématié. Deux jours après son entrée, le genou du même côté est gonflé, douloureux. Il nous semble d'autant plus naturel de rapporter ce fait à une hydarthrose produite dans le cours d'une phlegmatia que la douleur du genou disparut en même temps que l'œdème et que les autres articulations ne furent point atteintes. Une observation de Champouillou (Gazette des Hôpitaux, 1864) concerne une phlébite survenue dans le cours d'un rhumatisme goutteux des plus nets; or, on sait, depuis Paget (1865), que la phlébite goutteuse (gouty phlebitis) présente une physionomie particulière; on doit la distinguer de la phlébite rhumatismale.

Pelvet publie dans les Bulletins de la Société médicale d'observation, en 1865, l'histoire d'un malade, âgé de 22 ans, robuste, vigoureux. Pas d'antécédents pathologiques. Les parents n'étaient pas rhumatisants et lui-même n'a eu aucune attaque de rhumatisme. Il est pris, en pleine santé, de fièvre, de frissons, état général grave : puis les jours suivants apparaît une éruption mal définie (érythème papuleux sur la poitrine, groupes de vésicules herpétiques sur les cuisses et dans le pharynx); en même temps, signes de phlébite des veines profondes des mollets, puis de la veine basilique gauche, enfin de la veine radiale du même côté; simultanément évoluaient les manifestations cutanées. Du côté du cœur on note un bruit de souffle au premier temps et à la base; et ce n'est que trois semaines après l'entrée du malade à l'hôpital que le genou droit paraît gonflé et douloureux. Ce symptôme a, d'ailleurs, presque complètement disparu au bout de quatre jours. Il est difficile de trouver dans cette observation un exemple de phlébite rhumatismale. Peut-on considérer comme un rhumatisme cette affection où la détermination articulaire n'apparaît que si tardivement, au déclin même de tous les phénomènes aigus? Remarquons d'ailleurs que les autres articulations ne furent point atteintes, que le genou fut seul lésé, et que cette lésion survint dans cette portion du membre inférieur, qui était depuis trois semaines déjà le siège d'une phlébite. Sans vouloir tenter un autre diagnostic, d'après les faits observés, nous croyons du moins qu'il est aisé d'écarter l'idée d'un rhumatisme.

Signalons enfin une observation de Fleury de Langon (*Gazette des hôpitaux*, janvier 1869). Il est question d'un homme de 50 ans, robuste, qui fut atteint onze ans auparavant d'un rhumatisme articulaire aigu (?) borné aux seules articulations tibio-tarsiennes. Quelque temps après le malade voit se développer des varices à la jambe droite. Le 14 février 1868, récidive du rhumatisme articulaire aigu ; l'articulation tibio-tarsienne gauche est seule gonflée et douloureuse, la jointure correspondante à droite est à peine atteinte. Au quatrième jour de la maladie les articulations cessent de présenter aucun phénomène morbide et une méningite des plus violentes se déclare. Le 5 avril, la convalescence paraît définitive et le malade peut sortir.

Le 10 avril, frisson, fièvre, délire ; les phénomènes sont presque muets du côté des articulations. Le 14 avril, on constate les signes d'une phlébite de la veine saphène interne droite (c'est de côté que les varices existaient). Le 23 avril « *toutes les articulations sont libres* », mais l'état général est grave ; il survient une stomatite, puis une eschare au sacrum. Le 23 mai, soixante-dix-neuvième jour de la maladie, l'état général est assez bon en apparence, « quand tout à coup, après avoir déjeuné, le malade se plaint d'avoir un mal d'estomac, penche la tête et meurt. »

M. Fleury de Langon ne doute pas que son malade ait succombé à uue embolie. Quant à la nature de l'affection, il voit dans ce fait une phlébite rhumatismale, tout en reconnaissant les objections qui pourraient être faites à son diagnostic ; car l'état général du malade commençait à s'altérer, et il serait possible de rapprocher sa phlébite de celles qui se manifestent à la période ultime des cachexies. Nous ajouterons : le rhumatisme s'affirmait seulement ici par une arthrite tibio-tarsienne ; la phlébite est survenue à un moment où toutes les articulations étaient libres ; elle siégeait du même côté que des varices anciennes. Toutes ces raisons nous inspirent des réserves sur cette phlébite survenue dans le cours d'un rhumatisme, qui, s'il est admis, se présente du moins sous une de ses formes les plus anomales. Nous mentionnerons seulement l'observation de Fouilloux (Phlébites rhumatismales, produites à l'occasion d'un rhumatisme blennorrhagique).

Enfin, Lelong donne une observation personnelle (obs. XIV) où il s'agit d'une jeune fille, qui soignée à l'hôpital pendant un mois et demi, probablement pour une fièvre continue bénigne, est envoyée en convalescence à l'asile du Vésinet. Le jour même de son arrivée, sans qu'elle se souvienne de s'être refroidie pendant le voyage, elle est prise de douleurs articulaires aiguës. Elle est renvoyée quelques jours plus tard à l'hôpital où l'on constate la persistance des phénomènes articulaires, et onze jours après le début de ceux-ci une phlébite de la veine fémorale du côté droit. Trois mois plus tard, elle quittait l'hôpital améliorée, conservant cependant de l'empâtement du membre inférieur droit et de la difficulté dans la marche. La hanche droite, peu douloureuse, était encore peu mobile et affectait une position vicieuse.

Le cas précédent est assez complexe, et l'existence d'une fièvre typhoïde quelques jours avant le début des phénomènes articulaires et de la phlébite rend très incertain le diagnostic d'une phlébite rhumatismale essentielle. La thèse de Lelong contient encore une observation em

pruntée à M. Renouard, et extraite d'un mémoire intitulé : Observations cliniques sur quelques formes peu
connues de rhumatisme (*Revue médicale*, juin 1848).

Les phénomènes articulaires ne se sont pas passés
sous les yeux de l'observateur, et les autres détails ne
sont pas assez précis pour que nous ayons cru devoir la
reproduire. Nous agirons de même pour un mémoire
publié dans London medical Gazette (1838), sous le
titre : Observations cliniques sur la tendance actuelle à
la phlébite, particulièrement chez les jeunes femmes,
avec quelques remarques sur l'anasarque, par John
Wilson, médecin de l'hôpital Middlesex. L'auteur y parle
de certaines phlébites spontanées; nous pensons qu'il
n'est pas très prudent de porter un diagnostic rétrospectif, sur des cas où l'observateur lui-même ne signale
aucune relation entre la phlébite et le rhumatisme. Nous
passerons également sous silence la clinique où Trousseau, parlant de l'embolie, à propos de la phlegmatia
alba dolens (Clinique médicale, t. III, 2ᵉ édition), cite
une observation très détaillée, de M. le Dʳ Thirial dans
laquelle les phlébites multiples ont causé la mort
« L'auteur, et avec lui Trousseau ne voit pas dans le
rhumatisme, la cause qu'il a longtemps cherchée, des
phlébites multiples, très localisées, survenant à diverses
époques chez le malade. » (Lelong.) La lecture de cette
observation n'en révèle pas davantage l'existence ; nous
la laisserons donc de côté.

Tels sont les principaux documents sur lesquels repose
le travail de Marcel Lelong ; nous venons d'examiner les
observations qu'il y rapporte ; nous ne conserverons
dans notre thèse que les deux observations de Bouillaud
déjà reproduites, plus une observation personnelle de
Lelong, et un fait de MM. Trousseau et Peter. (Clinique
médicale de l'Hôtel-Dieu, 4ᵉ édition.)

A cette époque déjà, quelques cas étaient publiés à

l'étranger, sur lesquels l'attention ne fut point fixée ;
par exemple une observation de Virchow (1862), et une
observation tirée de (Saint-Georges Hospital Reports
1868, vol. III). Ces deux cas ont été suivis de mort ; les
autopsies ont été faites et leurs relations conservées
Cette particularité est pour nous d'autant plus intéressante que la phlébite rhumatismale n'est presque jamais
mortelle, et que ces deux faits sont les seuls où, la
maladie, à notre connaissaissance, eût une terminaison
fatale.

En 1871, M. Lancereaux, dans son (Atlas d'anatomie
pathologique, t. I), reconnaît la possibilité de la phlébite
rhumatismale. « Les veines, dit-il, sont des organes assez
peu susceptibles d'altération ; rarement influencées par
les maladies constitutionnelles, la tuberculose, le carci-
nome, la scrofulose, ou la syphilis, elles sont quelquefois atteintes par les manifestations du rhumatisme et
de la goutte. La mobilité, la douleur, le siège de ces
phlébites sont autant de caractères qui les rapprochent
des manifestations du rhumatisme, et nous pensons
qu'on peut admettre une phlébite rhumatismale. » Plus
récemment, il rétracte en partie l'opinion qu'il avait
précédemment émise ; les faits ne lui paraissent ni assez
nombreux, ni assez concluants, et traitant des phlébites exsudatives auxquelles appartiendraient les altérations veineuses d'origine rhumatismale, il s'exprime
ainsi dans son Traité d'anatomie pathologique (p. 953).

« Depuis les recherches de Bouillaud, le rhumatisme
a été considéré par plusieurs médecins comme une cause
de phlébite, et l'on admet assez généralement qu'il
existe une phlébite rhumatismale. Cependant, si on examine avec soin les faits sur lesquels s'appuie cette manière de voir, on s'aperçoit que la plupart manquent du
contrôle anatomique et que, dans les cas où ce contrôle
a existé, il s'agissait de phlébites suppurées, faisant cor-

tège à des arthrites de même nature, ou de phlébites purulentes survenues chez des personnes jeunes ou surme-
nées. Or, ce ne sont pas là des manifestations franchement
rhumatismales, puisque les exsudats du rhumatisme
sont essentiellement séro-fibrineux. Par conséquent, la
phlébite rhumatismale ne peut être jusqu'ici définitivement acceptée. » Cette opinion, contradictoire de la première, peut s'expliquer dans une certaine mesure, si l'on
considère que l'auteur fait surtout allusion à des phlébites suppurées coïncidant avec des arthropathies diverses ordinairement purulentes, et nous avons voulu pré-
cisément séparer ces faits du rhumatisme véritable.
Mais, à côté de ces cas douteux et même inacceptables, il
en est d'autres qui sont basés sur une observation plus
rigoureuse. Si la confirmation anatomique fait souvent
défaut, il est impossible de méconnaître cliniquement
l'inflammation ou l'oblitération des veines au cours du
rhumatisme et de ne pas les rapporter à l'état général
avec lequel elles coexistent. Cette relation est d'ailleurs
indiquée par M. Besnier, dans son article Rhumatisme
du Dictionnaire encyclopédique. « Il semble bien positif
que le rhumatisme frappe parfois une, plusieurs ou un
grand nombre des veines des membres, soit au cours
du rhumatisme articulaire aigu, soit en dehors, mais
surtout dans les formes anormales, pyémiques, secondaires, etc. Il n'est pas absolument rare, à la vérité, de
rencontrer des cas de rhumatisme articulaire aigu, franc,
dans lesquels on observe la phlegmasie localisée ou gé-
néralisée des veines des membres, l'endophlébite ; il
n'est pas impossible qu'une phlébite des veines ne joue
un rôle dans quelques cas d'encéphalopathie rhumatismale, mais je le répète encore, cela est exceptionnel au
cours du rhumatisme articulaire généralisé, franc, et ne
nous permet pas de ranger cette lésion au nombre des
affections propres, des localisations proprement dites,
habituelles, du rhumatisme articulaire aigu ».

La phlébite rhumatismale est donc reconnue par M. Besnier, mais son affirmation principale est encore entourée de nombreuses réticences. Pour M. Homolle (1), l'existence d'une phlébite aiguë dépendant du rhumatisme articulaire n'est pas un fait démontré. M. Terrier (2) range cette phlébite, qu'il considère comme très rare, à côté des phlébites spontanées.

Dernièrement, le Dr Viccaji (3) aborde de nouveau cette question ; il développe une leçon de M. Raymond (4), qui, se plaçant sur le terrain clinique, admet la phlébite rhumatismale ; M. Viccaji conclut également à son existence ; il pense qu'elle occupe de préférence le membre supérieur et ne cite que six observations, parmi lesquelles les observations de Fouilloux, de Renouard et de Champouillon, que nous avons cru devoir écarter.

La même année, dans une clinique à l'hôpital Necker, M. Blachez (5) (*Journal de médecine et de chirurgie pratiques* 1880, page 7), fait dépendre de l'influence rhumatismale deux cas de phlébite, observés dans son service ; dans le premier, il s'agit d'une jeune fille, habituellement bien portante, qui n'a jamais eu de rhumatisme, mais dont la mère était rhumatisante ; elle-même a eu de l'érythème noueux. A son entrée à l'hôpital, elle ne présentait que des signes d'une phlébite qui siégeait probablement à la partie inférieure de la tibiale postérieure, et que M. Blachez n'hésite pas à regarder comme rhumatismale.

(1) Homolle. Art. Rhumatisme. Nouveau Dictionnaire de médecine et de chirurgie pratiques.

(2) Terrier. Phlébite, in Manuel de pathologie chirurgicale. Jamain et Terrier.

(3) Viccaji. Des phlébites rhumatismales et goutteuses. Thèse de Paris, 1880.

(4) Raymond. Leçon de clinique, inédite, 1880, in thèse de Viccaji.

(5) Blachez. Journal de médecine et de chirurgie pratiques, p. 7, 1880.

Dans le second cas, il est question d'un malade âgé, rhumatisant, chez lequel on reconnut une phlébite profonde de la jambe, probablement aussi d'origine rhumatismale.

Enfin, M. Lannois (1) a publié dans la *Revue de médecine*, une observation de phlébite rhumatismale survenue dans le cours d'un rhumatisme subaigu, compliqué d'un épanchement pleurétique à droite et d'endocardite.

Nous terminerons cet exposé, en rappelant que M. le Dr Troisier (2) a fait connaître une observation, qui lui a été communiquée par M. le professeur Hayem, et qui a trait à une phlegmatia survenue dans la convalescence d'une pleuro-pneumonie, chez un rhumatisant.

De l'examen des faits connus jusqu'à présent, il résulte que le plus grand nombre des phlébites dites rhumatismales n'appartiennent pas au vrai rhumatisme. Cette complication rare est cependant incontestable, mais ne peut être acceptée qu'avec une grande rigueur, au double point de vue du rhumatisme et de la localisation veineuse. Nous espérons déduire cette conclusion des observations que nous avons réunies, et dont plusieurs ont été suivies par nous, grâce à l'obligeance de nos collègues.

Nous essaierons également de montrer quelles formes cliniques peut revêtir la phlébite rhumatismale, quelle explication pathogénique on peut proposer de leur production, et de tracer la symptomatologie de cet accident du rhumatisme.

---

(1) M. Lannois. Sur un cas de phlébite rhumatismale. Revue de médecine, 10 juin 1881.

(2) Troisier. Phlegmatia alba dolens. Thèse d'agrégation, p. 101. Paris, 1880.

ÉTIOLOGIE ET PATHOGENIE.

Le rhumatisme s'affirme par ses arthrites spécifiques, et c'est aux manifestations articulaires que la maladie est reconnue. Cependant, l'arthrite rhumatismale n'est pas toujours la première en date, parmi les déterminations si complexes que peut revêtir une affection aussi mobile que le rhumatisme ; une attaque légitime peut débuter par une pleurésie, par exemple (obs. IX) ; les douleurs articulaires apparaissent ensuite et la maladie suit son cours, mais elle existait à partir du moment où l'influence rhumatismale a localisé ses effets sur la plèvre. Des faits analogues sont nombreux, et il n'est pas absolument rare, à la vérité, de voir une endocardite, une péricardite, etc., survenir tout d'abord dans cet acte pathologique avant les lésions des jointures ; la nature rhumatismale de ces accidents est alors suffisamment indiquée.

Certains auteurs étendent encore cette acception et n'hésitent pas à regarder comme rhumatismale toute complication survenant chez un individu, qui a eu autrefois une attaque de rhumatisme articulaire et qui présente actuellement des symptômes analogues (sciatique, névralgies, érythème), à ceux que l'on voit coïncider avec une arthropathie. Nous ferons observer que cette interprétation ne doit pas être trop facilement admise, et qu'il faut se garder de vouloir donner trop vite l'explication de phénomènes dont la cause n'apparaît pas immédiatement. C'est pour ce motif que nous croyons prudent de faire dès maintenant des réserves, à propos de l'observation VIII. Il s'agit d'une femme de

35 ans, qui, neuf ans avant son admission, avait eu des attaques de rhumatisme. Trois mois avant d'entrer, elle est atteinte d'une phlébite de la jambe gauche, et cette phlébite est suivie d'érythème noueux, et de péricardite. Les jointures sont indemnes. La malade était rhumatisante ; pendant son séjour à l'hôpital on a constaté de la péricardite ; enfin l'érythème noueux était habituellement considéré comme une manifestation du rhumatisme, dont on tend actuellement à le séparer. Si nous remarquons, d'ailleurs, que les plaques d'érythème ont suppuré, et que ce fait n'est pas ordinaire dans les lésions cutanées du rhumatisme ; si nous tenons compte aussi de l'absence complète d'arthropathies, les doutes que nous venons d'émettre sont en partie justifiés.

Dans toutes les autres observations que nous avons rassemblées, l'arthrite rhumatismale n'a pas fait défaut, et la phlébite, de même que les complications dont nous parlions tout à l'heure, est apparue avant, pendant, ou après les déterminations articulaires. Mais, l'ordre de fréquence varie pour chacune de ces époques du rhumatisme. Il est très rare de voir la phlébite précéder l'arthrite, et nous ne retrouvons cette particularité que dans l'observation IX, où l'attaque avait débuté par une pleurésie (la phlébite n'apparut que quinze jours plus tard, devançant elle-même de deux semaines une polyarthrite aiguë), et dans l'observation X où le malade, sujet depuis quelque temps à des douleurs vagues, n'eut de localisations certaines vers les jointures que trois jours après la détermination veineuse. Si la phlébite peut se montrer d'abord, ce mode de début est donc tout à fait exceptionnel. Les choses ne se passent pas de même, au cours de l'attaque articulaire, et la phlébite devient un accident faisant partie de l'ensemble symptomatique et traduisant l'action rhumatismale, au même titre que les arthropathies. C'est ainsi que, dans l'observation I, elle survient en pleine fièvre rhumatismale, annoncée elle-même par une élévation de la température générale ; dans l'observation II, phlébite et arthrites se présentent en même temps, au commencement de la maladie. Nous notons cette même coïncidence dans les observations XV et XVI. Mais si ce fait, qui semblerait a priori devoir être la règle, est quelquefois observé, il n'est pas habituel. Il semble résulter, au contraire, de nos observations que la phlébite est une complication du déclin, ou même de la convalescence du rhumatisme (obs. III, IV, V, VI, XI, XII, XIII, XVII), et ce n'est pas toujours dans les formes aiguës du rhumatisme qu'on la rencontre. Dans six observations, en effet, nous la voyons apparaître à l'occasion d'un rhumatisme subaigu, quelquefois au décours de celui-ci ; enfin, dans notre observation XVII les lésions articulaires furent réduites à leur minimum.

La phlébite n'est pas toujours identique à elle-même dans son mode d'apparition et dans son évolution ultérieure ; elle se présente en clinique sous deux formes, qui diffèrent entre elles sur un assez grand nombre de points pour qu'il nous soit permis, en relevant ces différences, d'en essayer une description séparée.

Un malade est atteint de rhumatisme articulaire ; bien portant avant cette attaque et d'une constitution habituellement robuste, il n'a pas eu d'affections graves l'ayant prédisposé aux altérations veineuses. Le rhuma-tisme apparaît ; la fièvre est plus ou moins intense ; les articulations sont successivement prises, et la ma-ladie suit son cours, manifestant d'autre part son ac-tion sur l'endocarde, le péricarde ou la plèvre, sans que rien d'anormal puisse faire supposer une complication imprévue ; puis la fièvre qui était jusqu'alors presque nulle ou du moins modérée devient plus vive, la tem-pérature s'élève ; le malade accuse de nouvelles douleurs, il lui est impossible de remuer la jambe ou la cuisse.

Les jointures, loin de présenter une recrudescence
fluxionnaire, semblent au contraire moins tendues et
moins gonflées. Mais le membre inférieur est engourdi
dans toute son étendue : on examine le malade et l'on
constate que la douleur siège en un point fixe, très limité, le long des vaisseaux, et surtout aux endroits où,
de profonds, ils deviennent superficiels ; cette douleur
est exagérée par la pression ; le membre est plus ou
moins œdématié, et le gonflement est ordinairement peu
marqué, au moins au début. Cependant, les vaisseaux
restent perméables ; à leur niveau, existe quelquefois
une traînée rouge ; les veinules sous-cutanées se dessinent. Puis, tous ces phénomènes s'amendent progressivement, la douleur s'éteint, l'œdème a disparu, et le
le malade guérit en même temps des lésions articulaires
et veineuses que le rhumatisme avait créées chez lui. Le
plus souvent, cependant, l'affection ne conserve pas jusqu'au bout ce caractère de bénignité : un cordon induré
existe au niveau de la veine, indiquant qu'une oblitération est effectuée, sur la durée de laquelle il est impossible de porter un pronostic certain ; elle peut s'accom-
pagner de pétéchies, même d'ulcérations (obs. II), et
après un temps plus ou moins long, la maladie marche
définitivement vers la guérison ; nous ajouterions que
cette terminaison est la règle, si nous n'étions obligés de
rappeler que, dans l'observation de Virchow, le malade
finit par succomber à une embolie pulmonaire ; dans la
veine crurale gauche existait un caillot adhérent qui, pendant la vie n'avait donné lieu à aucun symptôme qui fît
reconnaître une oblitération veineuse. L'ensemble de ces
faits paraît constituer un groupe particulier, et le caractère inflammatoire de l'affection, coïncidant avec d'autres phénomènes aigus, imprime à cette forme un cachet
spécial, en fait, pour ainsi dire, une forme aiguë des
lésions produites sur les veines au cours du rhumatisme.

Plus fréquemment, au contraire, cette complication apparaît tardive ; c'est comme une forme secondaire de la phlébite rhumatismale. Voici comment elle se montre ordinairement : Un malade vient d'être atteint d'un rhumatisme articulaire aigu, dont la marche a été régulière, ou entravée par quelques complications qui sont actuellement terminées ; l'attaque est donc finie et le rhumatisme semble avoir épuisé son action. Le malade reste pâle, anémié ; tout élément fluxionnaire ou inflammatoire a définitivement disparu du côté des jointures ou des viscères ; et c'est au commencement de cette convalescence, au moment où la température normale indique la cessation de la fièvre, que survient la phlébite, sans occasionner de réaction sur l'état général et ne se révélant que par des signes locaux. Ou bien la maladie a pris la forme d'un rhumatisme articulaire subaigu, et c'est à peine s'il persiste un peu de douleurs et de gonflement vers les articulations, quand le malade se plaint d'une douleur assez intense, d'abord sourde, occupant tout le membre qui paraît « lourd comme du plomb », puis devenant plus vive et localisée exactement sur le trajet des vaisseaux : en même temps, on constate la présence d'un cordon induré, douloureux à la pression, siégeant au niveau de la veine ; une circulation collatérale se développe sous l'aspect de veinosités sous-cutanées ; les téguments n'offrent rien de particulier ou présentent une coloration légèrement rosée ; l'œdème apparaît, peu considérable d'abord, quelquefois limité au trajet de la veine ou la partie inférieure du membre. La maladie est constituée et l'oblitération veineuse est maintenant le seul phénomène qui reste, après la disparition du rhumatisme qui lui a donné naissance ; l'évolution de cette thrombose sera plus ou moins lente ; l'œdème s'efface peu à peu, le cordon veineux diminue de volume et le vaisseau redevient perméable ; mais le malade a conservé, pendant plusieurs semaines ou même plusieurs mois, de la gêne, de la difficulté dans la marche ou dans les mouvements qui étaient tout d'abord impossibles ; et la guérison s'effectue sans progrès rapide, chez un individu dont l'état général est excellent, qui n'est plus anémié, et dont la convalescence n'a été troublée par aucun autre accident.

Parmi les différences nombreuses qui séparent les deux formes que nous venons de reproduire, il faut spécialement attirer l'attention sur ce point, c'est que dans le premier cas la phlébite apparaît commé une des manifestations de la fièvre rhumatismale, et que dans le second cas, elle est un accident purement local, dont le début s'annonce moins brusquement, qui ne retentit point sur l'état général et dont la marche reste indépendante du rhumatisme, sous l'influence duquel elle s'est manifestée.

Il resterait maintenant à examiner une question importante dans cette étude. Est-il possible de reconnaître et de préciser la nature de la détermination veineuse. Existe-t-il réellement sous la dépendance du rhumatisme une phlébite spontanée, c'est-à-dire une inflammation primitive de la paroi veineuse? Ou bien la thrombose est-elle le fait primordial, dont la phlébite est la conséquence? En un mot, la lésion qui nous occupe est-elle une phlébite ou une thrombose ? cette question de pathogénie et d'anatomie pathologique générale est encore trop obscure pour qu'il nous soit permis de donner ici une affirmation catégorique, et d'ailleurs les deux autopsies dont nous faisons mention ne suffisent pas pour qu'on puisse arriver à une conclusion certaine.

Cependant, nous rechercherons quelles sont les raisons qui plaident davantage en faveur de telle ou telle hypothèse, et qui concourent à l'explication des faits observés.

La théorie de l'inflammation a été soutenue par Bouillaud et plus tard par Empis et par Marcel Lelong ; ce dernier auteur appuie sans opinion sur les leçons professées par M. Peter à l'hôpital de la Pitié, et publiées dans la *Gazette des hôpitaux*, en 1869. Comparant les lésions veineuses à celles qui se produisent sur l'endocarde, et qui affecteraient de préférence les parties les plus exposées au choc sanguin, et les plus dépourvues de vitalité et d'un système nerveux régulateur de la nutrition, c'est-à-dire les valvules, il pense que dans le système veineux les valvules réunissent exactement ces deux conditions. propices à l'inflammation, et que, d'autre part, leur disposition anatomique contribue à faciliter la coagulation du liquide sanguin. L'impulsion moindre du sang dans les veines expliquerait en partie pourquoi la phlébite est si rare quand on la compare à l'endocardite.

Nous trouvons également dans les obs. VII et VIII que la veine était enflammée ; dans l'obs. VIII, on signale « Dans les veines iliaque externe et crurale gauches, un caillot large et long qui adhère aux parois vasculaires. »

Nous avons discuté plus haut la valeur de cette observation, et nous n'y reviendrons pas. Quoi qu'il en soit, dans ce fait, l'inflammation veineuse semble nettement marquée par les caractères propres et par l'adhérence du caillot. La même modification se rencontre dans l'observation , de Virchow, qui, ne donnant aucun renseignement sur l'existence clinique de la lésion vei-neuse, fournit ce détail anatomique. « A l'extrémité de la veine crurale gauche, derrière la dernière valvule, caillot épais, solide, très adhérent, long d'un tiers de centimètre, couleur de chair, un peu plus foncé sur un point; ce caillot remplit complètement le nid valvulaire. » Les signes de l'inflammation veineuse paraissent affirmés ici par la coloration et la consistance du caillot, par son adhérence à la paroi ; enfin, il faut noter que la coagulation avait eu lieu derrière une valvule, dans le nid valvulaire lui-même, c'est-à-dire au point d'élection de la formation des caillots.

Donc, si d'après la discussion théorique et l'exposé des rares faits constatés à l'autopsie, on peut conclure pour certaines formes, les formes aiguës, à l'inflammation de la paroi veineuse, on doit se demander si l'explication reste la même pour les formes secondaires de la maladie, et si l'état du liquide sanguin dans le rhumatisme ne présente pas les conditions les plus favorables à la coagulation spontanée, ainsi qu'on l'observe dans d'autres classes morbides.

Cette coagulation est favorisée d'ailleurs par des causes mécaniques nombreuses, et d'une façon générale, les veines, par leur structure propre et par le mode de circulation du sang dans leur cavité, sont plus disposées à favoriser la thrombose qu'à s'enflammer spontanément. Le mécanisme de la coagulation est rapporté par Virchow, au ralentissement de la circulation périphérique, par Weber, à la faible action du cœur sur les veines, à la perte de tonicité des parois veineuses et à l'absence des contractions musculaires; enfin, M. Lancecereaux considère que la stase sanguine est la condition la plus favorable à la production de la thrombose. Pour Trousseau, le rétrecissement de calibre subi par les veines au moment où elles traversent les plans aponévrotiques, comme au pli de l'aine, au creux axillaire et poplité, doit contribuer à la gêne de la circulation veineuse (Troisier). « Les conditions de la thrombose veineuse sont de deux ordres, un ralentissement ou un arrêt de la circulation et des altérations de la tunique interne des veines (1). »

(1) Cornil et Ranvier. Loc. cit.

Toutes ces conditions existent pour toutes les thromboses, et nous montrent la facilité avec laquelle le sang peut se coaguler dans l'intérieur des veines. Mais ce n'est là, pour ainsi dire, qu'une cause adjuvante; le sang doit être préalablement modifié, et, c'est la série de ces modifications que nous devons comparer à celles qui ont été reconnues dans le rhumatisme. M. Troisier résume dans sa thèse les théories les plus importantes. « Pour Vogel, la coagulation du sang dépend en grande partie, soit d'un excès de fibrine (hyperinose), soit d'une modification qualitative subie par cette substance. L'hyperinose, dit-il, s'observe à l'état physiologique presque toujours dans les derniers mois de la grossesse, et à l'état pathologique dans toutes les inflamations, le *rhumatisme articulaire aigu*, dans les premières périodes de la tuberculose, du cancer et du mal de Bright. »

Nous relevons ici cette première notion de la tendance à la coagulation du sang dans le rhumatisme. Une autre raison invoquée pour la thrombose est l'abaissement du titre salin du plasma sanguin. « Vogel admet que la quantité de fibrine du sang monte et baisse en raison inverse de l'alcalinité du sérum sanguin. »(Troisier.) Enfin, d'après M. le professeur Hayem, il faut tenir compte également des modifications subies par les éléments figurés. « Dans les anémies intenses et dans les cachexies, le sang contient des éléments qui conservent les caractères de ceux de la lymphe; comme les hématoblastes de la lymphe renferment une forte proportion de fibrine, il en résulte une augmentation de fibrine et, peut être, une coagulabilité plus grande du sang. Le nombre des hématoblastes est sensiblement augmenté et de plus leur viscosité est accrue: ainsi, dans une préparation de sang frais, une goutte étant étalée entre deux lames de verre, ils se montrent agglomérés en nombre considérable, formant des amas de 50, 80, 100 et même plus, tandis qu'à l'état normal, ils sont isolés ou ne se réunissent qu'en petit nombre. Outre cette confluence des hématoblastes, on constate encore que le réticulum fibrineux qui part de ces amas est plus riche, et que les filaments qui le constituent sont plus gros qu'à l'état normal.

« Il y aurait donc dans le sang cachectique une modification anatomique des hématoblastes et une augmentation relative de la fibrine. » Rapprochons de tous ces faits les données que l'on possède sur les altérations du sang dans le rhumatisme. Elles sont énoncées par M. E. Homolle (1), dans l'ordre suivant : « La plus manifeste des altérations, celle qui avait frappé les médecins d'autrefois, est l'augmentation de la fibrine qui donne au sang le caractère qu'il présente dans les maladies phlegmasiques et qui l'avait fait comparer par Sydenham au sang couenneux des pleurétiques. Le sang de la saignée se prend en un caillot solide, petit, rétracté, que recouvre une membrane jaunâtre, résistante, épaisse de 4 à 10 millimètres. Le coagulum à bords retroussés est assez ferme pour qu'on puisse le soulever et l'agiter fortement sans qu'il se brise. Les petits caillots que donnent les ventouses scarifiées ont de même une couche fibrineuse très nette. (Bouillaud.)

« Il est tout à fait exceptionnel que le sang présente, au lieu de ces caractères, les apparences du sang dissous des fièvres graves ou des maladies septiques ; encore le fait ne s'observe-t-il que dans les formes anomales du rhumatisme avec ataxie et hyperpyrexie.

« L'analyse chimique fait reconnaître l'augmentation considérable de la fibrine, dont la proportion s'élève à 4, 6 et 10 pour 1,000 (Andral et Gavarret), c'est-à-dire aux chiffres que l'on trouve dans la pneumonie lobaire franche. Les matériaux solides du sérum descendent à 80 et même 72 grammes pour 1,000, lorsqu'il n'y a pas

(1) Homolle. Art. Rhumatisme. Loc. cit.

un très grand nombre de jointures prises ; ils peuvent
s'abaisser jusqu'à 60 pour 1,000 dans le rhumatisme intense et généralisé...

« Le nombre des globules rouges décroît rapidement
sous l'influence du rhumatisme articulaire aigu, bien
que l'abondance des sueurs tende à produire un état de
concentration du sang (Malassez). Les observations faites par Malassez démontrent que l'anémie globulaire
augmente avec les progrès de la maladie, et qu'elle est
jusqu'à un certain point proportionnelle à l'intensité de
l'affection rhumatismale et à l'étendue de ses manifestations.

« Le sérum est alcalin et conserve à très peu près sa
densité normale...

« L'examen microscopique du sang par la méthode du
professeur Hayem fait reconnaître de la manière la plus
évidente les caractères du sang phlegmasique (disposition des piles de globules rouges, en amas compactes,
circonscrivant des lacs plasmatiques larges et irréguliers, formation d'un réticulum fibrineux facilement vi-
sible, à cause de l'épaisseur des fibrilles qui le constituent ; formation des grumeaux en plaques phlegmasiques, sous l'action du liquide au bichlorure de mercure). »
Les analogies sont nombreuses entre les conditions reconnues comme nécessaires à la thrombose et les altérations du sang constatées dans le rhumatisme. En premier lieu se place l'augmentation de fibrine. « L'hyperinose et l'inopexie, dit le professeur Jaccoud (1), rendent
compte des coagulations fibrineuses qu'on observe si
souvent dans le cœur et les gros vaisseaux ». Il est rationnel de poursuivre cette idée, et de penser que la
même cause peut également prédisposer à la coagulation
du sang dans les veines, au cours du rhumatisme. La
seconde condition tirée du degré d'alcalinité du sérum

(1) Jaccoud. Rhumatisme, in Pathologie interne.

sanguin ne peut être invoquée, puisque ce degré n'est pas précisé dans le rhumatisme. Quant aux modifications subies par les éléments figurés du sang (Hayem), il est impossible de ne pas comparer, dans les deux cas, les amas compactes formés par les globules rouges et la disposition du réticulum fibrineux constitué par des filaments plus gros qu'à l'état normal. Telles sont les raisons qui nous permettent de supposer que dans le rhumatisme, et sous l'influence des altérations du sang, des thromboses peuvent survenir, semblables à celles qu'on observe au décours des maladies graves. Nous n'avons pas la prétention de pousser plus loin l'analyse de cette question pathogénique, soumise encore à la discussion. Ici, comme dans les autres thromboses, la coagulation est-elle vraiment spontanée ? (Vulpian.) La formation des coagulations n'est-elle pas précédée par le développement d'un état morbide des veines ? La réponse, incertaine pour toutes les variétés de thrombose, l'est également pour les lésions veineuses du rhumatisme.

La phlébite existe donc avec des caractères spéciaux dans les différentes formes et aux diverses périodes du rhumatisme. Dans l'attaque elle-même, il est difficile de dire si elle coïncide de préférence avec d'autres complications, ou si elle se présente à l'exclusion de celles-ci. Dans plusieurs de nos observations, le malade était en même temps atteint de pleurésie, de péricardite, d'endocardite : ce dernier accident avait été considéré par Trousseau comme incompatible avec la phlébite ; celle-ci détournant, pour ainsi dire, l'inflammation vers la partie veineuse de l'appareil circulatoire. Cette hypothèse est souvent en contradiction avec les faits.

Si nous examinons maintenant quelles sont les causes qui semblent prédisposer à la phlébite rhumatismale, nous retrouvons, au milieu de l'étiologie banale du rhumatisme, quelques particularités qu'il est intéressant de signaler.

Le sexe semble avoir une certaine importance, et dans nos 17 observations nous remarquons que la phlébite rhumatismale a été constatée 11 fois chez des hommes.

L'âge est assez variable : le plus jeune de nos malades avait 18 ans, le plus âgé 48 ans. L'âge moyen où cette complication serait le plus souvent observée est 27 ans. La profession ne semble pas exercer une grande influence ; la plupart des malades étaient cependant obligés à des occupations assez pénibles, et c'est souvent à la suite de travaux exagérés qu'ils ont été frappés du rhumatisme qui a déterminé la phlébite. Presque toujours, comme l'on doit s'y attendre quand on parle de rhumatisme, c'est pendant la saison froide, du mois d'octobre au mois de février, que les malades ont été atteints.

Le rhumatisme peut se localiser sur la plupart des veines ; mais contrairement à l'opinion de M. Viccaji, qui prétend que la phlébite rhumatismale occupe de préférence le membre supérieur, c'est au membre inférieur que, dans la très grande majorité des cas, on la voit survenir. Dans deux de nos observations seulement, le membre supérieur était affecté ; dans l'observation II, qui est un type de la dissémination des phlébites au cours du rhumatisme, les veines radiales et cubitales furent prises, indépendamment des lésions constatées du côté des saphènes ; dans l'observation XII, c'est la veine basilique gauche qui est lésée. Partout ailleurs, les déterminations veineuses du rhumatisme siègent au membre inférieur, au niveau de la poplitée, des veines profondes du mollet, des saphènes internes et des fémorales, et dans cette dernière circonstance c'est principalement la veine crurale gauche qui est atteinte. Cette localisation au membre inférieur est encore un point de rappro-

chement entre la phlébite rhumatismale et les thromboses : c'est là que se trouvent réunies en effet les causes
mécaniques habituelles de la coagulation que nous avons
énumérées, auxquelles il faut ajouter l'immobilité forcée
à laquelle est condamné le malade par l'existence même
du rhumatisme, et l'absence des contractions musculaires qui favorisent, dans l'état de santé, la progression
du sang veineux, surtout pour les veines profondes. Rappelons enfin la disposition anatomique, qui rend plus
fréquente la lésion du côté de la veine fémorale gauche.
On sait en effet que la veine iliaque primitive du côté
gauche est croisée presque transversalement par l'artère
iliaque du côté droit, située au devant d'elle.

SYMPTOMES.

La phlébite rhumatismale n'existe pas indépendamment de la cause qui l'a produite ; complication du rhumatisme, elle survient au milieu des autres symptômes
de la maladie dont les manifestations, sont si mobiles
et si variées qu'il est impossible d'assigner une place
à la phlébite dans l'ordre symptomatique. Les symptômes généraux de cette affection se confondent avec
ceux de la maladie principale, et son apparition peut
ne retentir en aucune façon sur l'état général ; la phlébite se produit au milieu d'une attaque de rhumatisme
articulaire aigu, dont elle ne trouble pas l'évolution
régulière, ou bien, dans le décours de celle-ci, ou dans
une forme subaiguë, sans déterminer aucun phénomène
d'acuité. Quelquefois cependant, son début est accompagné de frissons, de malaise, la fièvre s'allume de nouveau ou devient plus vive, puis rapidement, tout s'apaise
et l'attention n'est plus attirée que vers les symptômes
locaux. Quel que soit, en effet, le mode d'apparition
de la phlébite, son existence se traduit toujours, sauf
quelques modifications, par un ensemble de signes,
dont quelques-uns présentent un caractère constant ; la
veine atteinte est douloureuse, s'oblitère, le membre est
œdématié, une circulation veineuse collatérale compense
l'oblitération du tronc veineux principal : ces différents
symptômes, douleurs, œdème, etc., nécessitent une
description séparée ; nous allons les étudier successivement.

La douleur ne fait jamais défaut, elle est notée dans
toutes nos observations, et toujours elle indique le com-

mencement de la maladie. Ordinairement brusque, souvent très vive, elle atteint vite son summum d'intensité et rend tout mouvement impossible, il est facile de s'assurer d'ailleurs que cette immobilité forcée dépend seulement de la détermination veineuse, car on peut constater que les jointures ont cessé d'être douloureuses, ou que la phlébite siège dans une section de membre où il n'y a pas d'arthrites, ou bien enfin que les deux manifestations articulaire et veineuse sont indépendantes l'une de l'autre. Cette douleur n'est pas continue dans tous les cas, spontanément elle présente des alternatives de rémission et d'exacerbation, puis elle s'atténue progressivement, devient plus obtuse pendant que les autres symptômes et en particulier l'œdème persistent ; elle ne reparaît qu'à l'occasion des mouvements volontaires ou provoqués, se calme par le repos, mais il est rare, qu'elle ne dure pas, avec ce caractère d'intermittence, jusqu'à l'époque de la guérison complète. D'autres fois (obs. XVI), elle s'installe progressivement ; d'abord sourde, elle augmente peu à peu de violence; à l'engourdissement du début, au sentiment de pesanteur éprouvé par le malade succède une douleur plus fixe et mieux localisée. Cette localisation de la douleur est très importante, car la constatation de ce fait contribue à préciser le diagnostic. Elle siège exactement sur les vaisseaux, présente des irradiations le long de leur parcours, et le malade indique très nettement qu'il souffre au niveau de la veine atteinte. La douleur est toujours exaspérée par la pression ; facile à provoquer pour les veines superficielles, on doit quelquefois la rechercher par le palper, quand les veines sont profondes. La palpation doit être évidemment très modérée ; on s'aperçoit alors que la veine n'est pas uniformément douloureuse dans toute son étendue, qu'en certains points la sensibilité est plus exquise, et que pour les veines profondes, ces points correspondent aux anneaux fibreux ou musculaires, au pli de l'aine ou au creux poplité. A côté de cette douleur fixe, il existe quelquefois une douleur diffuse, ou plutôt des fourmillements, des élancements dans le membre malade ; mais la palpation pratiquée, comme nous l'avons indiqué, permet de reconnaître que la veine est lésée, et seule lésée.

On a voulu donner l'explication de ce symptôme et plusieurs théories ont été proposées. M. Lelong ne pense pas que cette douleur souvent atroce révèle la souffrance d'un système aussi peu sensible à l'état normal que le système veineux et que telle n'est pas la façon dont la membrane vasculaire interne réagit contre l'inflammation. Il voit ailleurs l'explication de ce phéno-mène ; d'après lui, la veine n'est pas seule enflammée, le tissu cellulaire périvasculaire participe à l'inflammation, et il lui semble rationnel d'attribuer au moins une partie de la douleur à cette phlegmasie concomitante ou à la réaction des extrémités nerveuses, ou des troncs eux-mêmes, soumis peut-être à une compression de la part des parties voisines ou à une inflammation de voisinage.

Plusieurs objections peuvent être opposées à cette manière de voir. Si l'inflammation aiguë d'une veine peut dépasser ses limites et envahir l'atmosphère celluleuse, qui enveloppe les vaisseaux et les nerfs collatéraux, on conçoit bien, comme le fait remarquer Legroux (1), les irradiations de la douleur jusqu'aux radicules nerveuses ; mais cela ne peut être la cause principale, car la peau devrait en être le siège, et nous savons que, pour la phlébite rhumatismale en particu-

(1) Legroux. Des polypes veineux ou de la coagulation du sang dans les veines, et des oblitérations spontanées de ces vaisseaux. Gazette hebdomadaire, 1860, t. VII, p. 57 et suiv.

lier, les téguments ne présentent point une sensibilité exagérée. D'un autre côté, d'après le même auteur, la douleur n'est pas moins vive quand la phlegmasie ne s'est point étendue au dehors de la veine, ou même quand il n'y a pas de phlébite manifeste. « Dans l'oblitération des veines, dit-il, comme dans celle des artères, la douleur est sous la dépendance de l'arrêt de la circulation, mais tandis que dans un cas elle est syncopale dans l'autre elle est asphyxique et dépend de l'accumulation du sang veineux dans les vaisseaux, au-dessous du point obstrué. Un dégré plus élevé d'asphyxie produirait l'anesthésie, la sensation de pesanteur, d'engourdissement et de froid. » Cette théorie énonce un fait, plutôt qu'elle ne fournit l'explication du symptôme.

La question serait résolue s'il était prouvé qu'une veine enflammée peut devenir douloureuse. Or, il semble résulter des expériences de MM. Troisier, et Bochechefontaine (1) que, si la sensibilité est douteuse pour les veines à l'état sain, elle est certaine pour les veines enflammées; la douleur de la phlébite est bien réellement une douleur veineuse, et dans les cas de thrombose, les veines, qui sont d'une sensibilité obtuse à l'état normal, deviennent douloureuses sous l'influence du corps irritant formé par le sang coagulé.

La douleur de la phlébite rhumatismale, due à l'inflammation soit primitive, soit secondaire de la veine, est donc semblable à celle qu'on peut observer dans les autres inflammations veineuses, et nous ne croyons pas qu'on puisse, avec M. Viccaji, chercher dans l'intensité de la douleur précédant les autres symptômes un argument en faveur de la nature rhumatismale de cet accident. Nous le croyons d'autant moins que, dans une de ses observations personnelles, la douleur ne fut pas calmée par l'administration du salicylate de soude.

(1) Troisier. Loc. cit.

Schmitt.   4

Au début de la maladie, à la même époque que la douleur, ou très peu de temps après son apparition, on constate la présence d'un *cordon induré*, qui indique l'oblitération de la veine. Ce cordon est dur, non, pulsatile,
arrondi ; plus ou moins alllongé. Quand la veine oblitérée
est superficielle, il se dessine nettement sous les téguments, où il est facile de l'apercevoir ; mais quand la
veine est profonde, il est nécessaire de pratiquer un examen plus attentif, au moyen d'une palpation méthodique : on est guidé dans cette recherche par l'artère, dont
on perçoit les battements ; la veine indurée est à côté
d'elle. En déprimant légèrement les téguments et en dé-
plaçant les doigts on peut faire rouler le cordon (obs. XI),
au niveau duquel la pression fait toujours naître une
douleur plus ou moins vive. Il ne présente pas constam-
ment la même régularité de forme, et au lieu d'une
masse cylindrique on peut trouver un ou plusieurs amas
indurés, indices de coagulations partielles. Ces coagulations ne sont pas généralement simultanées, elles se
produisent successivement, probablement au niveau des
nids valvulaires (obs. XV) et traduisent les diverses
étapes de la maladie. Si l'oblitération siège au niveau
des veines profondes du mollet, on doit la rechercher
(obs. XIII) en saisissant entre les doigts les masses musculaires, auxquelles on imprime un mouvement de ballottement. L'induration de la veine n'est point toujours
isolée, le tissu environnant peut être envahi à son tour,
et l'on constate au niveau de la veine ou autour d'elle un
empâtement plus ou moins diffus, qui sert de base, pour
ainsi dire, au cordon induré (obs. XV). Les téguments
eux-mêmes subissent quelquefois un changement de coloration sur le trajet des vaisseaux. La peau présente
une rougeur vive, limitée (obs. XII), ou bien c'est une
traînée rouge (obs. XV), qui correspond exactement à la
veine. Ce signe, qui est loin d'être constant, a été utilisé

par M. Peter, pour montrer que la veine peut être enflammée avant d'être oblitérée ; traçant avec le nitrate
d'argent (obs. II) des lignes suivant les contours des
veines superficielles qui étaient manifestement rouges,
il put s'assurer que ces veines, qui étaient rouges et douloureuses au toucher au moment de l'expérience, étaient
encore parfaitement perméables et pouvaient être vidées
par la pression. Deux jours après elles présentaient un
relief considérable, étaient dures, ne se laissaient plus vider par la compression. La rougeur et la douleur avaient
précédé l'oblitération des vaisseaux. Si dans cette circonstance les faits se sont passés avec une régularité que
justifie l'interprétation de M. Peter, dans la très grande
majorité des cas l'induration a été signalée en même
temps que la douleur ; il n'y avait pas de rougeur le long
du vaisseau, et rien ne distinguait la phlébite rhumatismale d'une thrombose ordinaire. Le cordon induré man-
que dans l'observation I ; l'inflammation de la veine a-
t-elle été si passagère que la coagulation n'a pas eu lieu ?
Il est plus rationnel d'admettre que le coagulum n'était
pas accessible à l'examen, car les autres signes, œdème,
circulation collatérale, nous prouvaient que la veine était
oblitérée. Le cordon est habituellement facile à sentir, car
l'empâtement ou l'œdème ne sont que rarement assez con-
sidérables dans la phlébite rhumatismale pour masquer
sa présence. Il persiste pendant toute la durée de la
maladie ; son existence est intimement liée, en effet, à
l'oblitération de la veine ; quelquefois il disparaît très
rapidement, le plus souvent il diminue peu à peu de volume, s'atténue par place. Sa disparition coïncide définitivement avec le rétablissement de la circulation. Dans
quelques observations il persiste, quoique amoindri,
quand le malade quitte l'hôpital ; il est alors le signe
d'une oblitération peut-être irrémédiable.

L'*œdème* est la conséquence de l'oblitération veineuse.

Cette notion, due à Bouillaud (1), est vraie pour la phlébite rhumatismale comme pour toutes les thromboses; son étendue varie suivant l'importance de la veine atteinte, et l'œdème sera plus ou moins considérable suivant que l'obstruction portera sur une veine superficielle, ou sur le tronc principal d'un membre. On conçoit également qu'il soit proportionnel au degré de la circulation collatérale, qui tend à s'établir. Si celle- ci est active et suffisante, si elle se produit assez rapidement l'œdème peut faire défaut; c'est ce que nous remarquons dans l'observation XV, où se trouvent réunies les deux conditions précédentes : les saphènes internes étaient seules atteintes, et le développemeut du réseau veineux des membres inférieurs permit au sang de trouver une voie facile en dehors de la saphène interne. Dans tous les autres cas il existe à un degré quelconque ; accident précoce, il survient souvent au début de la maladie, à la même époque que la douleur et le cordon; quelquefois il n'apparaît que quatre ou six jours après, jamais plus tard. Il se montre limité à l'extrémité des membres, au niveau des malléoles, et reste quelquefois borné à cet endroit; ou bien il progresse, envahissant la jambe et la cuisse, et peut ainsi remonter jusqu'au pli de l'aine (obs. X) occupant tout le membre inférieur. Dans un petit nombre de cas il peut se généraliser, pour ainsi dire, d'emblée ; mais c'est là l'exception, et l'invasion s'est toujours faite graduellement, de bas en haut. Le membre atteint augmente plus ou moins de volume; dans l'observation XIII on note une différence de 5 centimètres entre les mollets du côté malade et du côté sain ; dans l'observation X les jambes et les cuisses étaient tellement infiltrées, que l'œdème empêchait de sentir les cordons vei-

(1) Bouillaud. De l'oblitération des veines et de son influence sur la formation des hydropisies partielles. Arch. gén. de méd., 1823, tome II.

neux que l'on percevait si nettement quelques jours auparavant. Ce gonflement apporte une nouvelle gêne dans
les mouvements, mais il n'exerce aucune influence sur
l'élément douleur. On constate, en effet, que la palpation
est indolente sur toute la périphérie du membre affecté
excepté sur le trajet de la veine.

L'œdème est ordinairement mou, peu résistant, conservant facilement l'empreinte du doigt qui essaie de
le déprimer. Les téguments ont conservé leur couleur normale; ou bien, indépendamment de la coloration rouge ou rosée qui existe quelquefois sur le trajet
des vaisseaux, la peau présente une rougeur diffuse,
quelquefois une coloration légèrement violacée ou d'un
gris terne. Ces changements de coloration, qui dépen-
dent d'un trouble dans la circulation capillaire de la peau,
sont très passagers, car la nutrition des téguments n'est
pas sérieusement compromise. Toutefois, il peut arriver
que les désordres soient plus profonds. Dans l'observation II on remarqua, le vingt-troisième jour de la maladie, l'apparition de pétéchies sur toute la cuisse gauche;
puis, quatre jours plus tard, on vit naître sur la face
dorsale du pied gauche, qui était énormément tuméfié,
une large ecchymose. Ces phénomènes augmentèrent de
gravité, on observa du sphacèle de la peau, des ulcérations aux deux mollets, au scrotum et au prépuce, et
quand le malade put quitter l'hôpital, il présentait encore un œdème persistant du mollet gauche et une cicatrisation incomplète de l'ulcère de cette jambe. Mais régulièrement l'infiltration de la peau n'offre pas ce caractère de gravité; cet œdème mou, qui s'est installé
progressivement et quelquefois par saccades, diminue
peu à peu à mesure que l'oblitération veineuse disparaît
ou que la circulation collatérale est largement établie;
il peut faire complètement défaut quand le malade est
couché, et reparaître dès qu'il se lève ou qu'il veut rester

trop longtemps debout. On conçoit cette particularité sur un malade chez lequel le membre a été longtemps immobilisé et dont la nutrition intime a été modifiée.

Le *développement de la circulation collatérale*, en relation directe avec le degré de l'œdème, peut s'observer presque au début de l'affection (obs. V). Les veinules dilatées se présentent sous la forme d'un réseau, qui se distingue très nettement sous les téguments ; souvent aussi ce développement est progressif, commence quelques jours après les premiers symptômes de l'oblitération veineuse, et sa disposition varie suivant la région affectée. Dans l'observation XVI les veines sous-cutanées sont très apparentes autour du genou, à la jambe et au pied du côté malade ; l'œdème est peu considérable.

Le membre atteint de phlébite rhumatismale est habituellement, au moins au début, immobile, et ne peut exécuter de mouvements : différentes théories ont été mises en avant pour expliquer en général cette impotence des membres œdématiés. « La diminution des mouvements, dit M. le Professeur Jaccoud (1), ne serait-elle pas tout simplement le résultat de l'immobilité causée par la douleur, et de la gêne mécanique déterminée par la tuméfaction ? » Cette opinion qui rend compte du phénomène pour les autres thromboses, est parfaitement applicable à la phlébite rhumatismale, où les deux éléments, œdème et douleur, se rencontrent et concourent à produire l'impuissance observée.

Il nous est impossible de formuler aucune indication précise sur le changement de position éprouvé par le membre malade ; dans deux observations cependant cette position était à peu près identique. Dans l'observation XVI, le membre inférieur était légèrement fléchi avec un peu de rotation en dehors ; dans l'observation XVII, les

(1) Jaccoud. Note du traducteur, in Leçons de clinique médicale de Graves, t. II, 56° leçon, 1863.

deux mollets sont le siège d'un gonflement très marqué, ils sont très douloureux. Les deux jambes reposent sur le plan du lit par leur côté externe.

Existe-t-il une modification dans la température locale, au niveau de la phlébite? Nous ne trouvons ce fait signalé que dans les observations XIII et XVI, ou la température constatée à la main semble plus élevée du côté malade; mais comme l'examen n'a pas été pratiqué à l'aide du thermomètre, il nous est interdit d'en tirer une conclusion. D'ailleurs, et même si cette élévation de la température était réelle, au niveau de la veine affectée, elle ne prouverait pas nécessairement la nature inflammatoire de la maladie, puisque M. le Professeur Damaschino (1) a pu noter ce phénomène chez plusieurs malades, atteints de phlegmatia alba dolens d'origine différente.

(1) Damaschino, in thèse de Troisier.

MARCHE. — DURÉE. — TERMINAISON.
PRONOSTIC.

Quelle que soit la forme du rhumatisme, et quelle que soit l'époque où la phlébite rhumatismale ait fait son apparition, il est ordinaire de voir évoluer cette complication, dégagée de tous lés phénomènes articulaires à l'état d'oblitération veineuse constituée. Dans les cas les plus rares (obs. I et IV) et dans les formes aigues, l'évolution peut être très rapide, et la détermination veineuse disparaître au bout de quelques jours. Faut-il admettre qu'il y ait eu simplement phlébite, inflammation de la paroi, et qu'il s'agisse alors de ces faits que mentionne Virchow (1), où l'on peut observer toutes les formes d'inflammation, sans que la lumière du vaisseau soit oblitérée? Mais, comme dans toutes nos observations, l'obstruction veineuse semble évidente, il est plus rationnel de supposer que même dans les cas où l'endophlébite aurait précédé la coagulation, le thrombus s'est détruit rapidement, molécule par molécule et s'est résorbé, comme dans ces phlegmatia dont parle M. Vulpian (2) et où les concrétions disparaissaient après cinq, huit, dix jours de durée.

Dans la grande majorité des observations, la marche est plus lente. Le début est annoncé brusquement par la douleur, qui est le premier symptôme ; en même temps qu'elle, ou très peu de jours plus tard, apparaît le cordon induré, quelquefois accompagné de rougeur, puis

(1) Virchow. Handbuch der spec. path. und therapie, 1854.
(2) Vulpian. Cours de 1874.

l'œdème, qui peut aussi être un de signes du commencement de l'affection. La circulation veineuse collatérale
s'établit; alors les phénomènes aigus s'atténuent, la maladie semble rester stationnaire et subir un temps d'arrêt,
puis, progressivement, tous les symptômes disparaissent
en ordre inverse : il ne reste plus qu'un peu d'œdème
qui reparaît dans la station verticale, une légère douleur
provoquée par la pression, et la guérison est définitive.
Tels sont les cas les plus bénins.

Mais dans d'autres circonstances, malgré la disparition du cordon veineux, l'œdème persiste peut-être indé-
finiment. Il n'existe plus de sang coagulé dans la veine,
et le thrombus n'est plus senti; cependant les parois du
vaisseau ont été le siège d'une végétation conjonctive et
vasculaire, et la veine est remplacée par un cordon
fibreux.

La marche de la phlébite rhumatismale est quelquefois interrompue par des poussées successives, elle pro-
cède par saccades (obs. XV), le malade est en bonne voie
de guérison, les mouvements redeviennent libres, la
pression est moins douloureuse, puis les douleurs reparaissent, et avec elles l'inflammation de la veine et
l'immobilité du membre. On peut observer ainsi jusqu'à deux ou trois poussées consécutives; ou bien plusieurs veines sont atteintes successivement, les coagulations apparaissent dans deux veines symétriques avec
un parallélisme presque absolu, et toutes les fois que
l'on constate la présence d'un thrombus d'un côté, on
trouve une induration semblable au même niveau du
côté opposé. Dans la même veine, la coagulation ne se
fait pas toujours d'emblée; les caillots peuvent se succé-
der à différentes hauteurs; mais, comme l'avait observé
déjà Marcel Lelong, cette progression se fait de la périphérie au centre ; il en est de même pour l'œdème qui
envahit le membre de l'extrémité vers la racine ; en géné-

ral on peut dire que la phlébite rhumatismale *marche de bas en haut.*

Qand toutes les veines d'un membre sont atteintes, l'oblitération commence par les veines profondes pour envahir ensuite les veines superficielles, et la régression s'opère de la superficie du membre vers la profondeur.

Les complications sont rares dans la phlébite rhumatismales, il est tout à fait exceptionnel d'observer des ecchymoses, des pétéchies et de la gangrène des téguments. Nous passerons sous silence les complications hypothétiques, qu'on a présumées. Les veines atteintes de phlébite deviennent-elles variqueüses ? La chose est possible, mais ne peut être affirmée, les malades ne s'étant pas présentés de nouveau à l'examen.

La veine étant oblitérée par un caillot, le thrombus peut se désagréger et donner lieu à la mort par embolie pulmonaire. Cette terminaison est signalée dans les obs. VII et VIII. Dans le premier cas, la mort survient cinq semaines, et dans le second cas, trois mois et sept jours après le début de la maladie. Cet accident, que nous trouvons 2 fois sur 17, rend le pronostic moins favorable qu'on ne le croyait jusqu'à présent ; nous devons ajouter cependant que, dans les deux cas, la forme de l'affection primitive était particulièrement grave et anomale et que, dans les formes ordinaires du rhumatisme, le seul inconvénient à redouter est l'oblitération définitive de la veine et la persistance de l'œdème.

La durée de la phlébite rhumatismale est très variable ; à côté, des observations où l'évolution fut complète et où la veine redevint perméable au bout de 14 ou 28 jours, il en est d'autres où l'on constatait au bout de trois mois (obs. III) une persistance de l'induration et du cordon veineux, et une réapparition de l'œdème dès que le malade voulait se lever ; dans l'obs. II, après six mois et demi, l'œdème existait encore au mollet gauche; il est probable qu'alors la veine est pour toujours oblitérée.

Dans les cas habituels, la durée moyenne de la phlébite rhumatismale doit être évaluée à deux mois.

DIAGNOSTIC.

Les deux éléments qui composent le diagnostic de la phlébite rhumatismale doivent être étudiés avec soin, et si l'on prend la précaution de préciser nettement les deux termes phlébite et rhumatisme, il sera généralement facile de reconnaître la maladie ; la notion étiologique du rhumatisme permettra, même dans la plupart des cas, de restreindre l'examen aux complications qui se présentent dans cette affection générale ; nous devrons aussi rechercher, s'il est possible, de distinguer l'oblitération veineuse produite par le rhumatisme de la phlegmatia alba dolens.

Quand la phlébite est superficielle, on ne la confondra pas avec la *lymphangite*, dont les réseaux superficiels se distinguent sous forme de lignes ondulées et dont les troncs principaux suivent exactement la direction anatomique des lympathiques de la région.

L'*érysipèle* se reconnaît à ses plaques rouges, saillantes, terminées par un bord net festonné et par l'adénite douloureuse qui l'accompagne habituellement.

On observe quelquefois dans le rhumatisme une complication qui a été étudiée par M. le professeur Jaccoud dans son Traité classique de pathologie interne ; M. Meynet en donne une observation en 1875 (Lyon médical) ; enfin, depuis cette époque, MM. Troisier et Brocq ont appelé l'attention sur ce point. Les *nodosités sous-cutanées* rhumatismales ont un caractère éphémère, leurs indurations aplaties, sphériques, bien limitées, sont multiples, elles siègent assez loin des jointures ou bien au

pourtour des articulations, sont adhérentes au tissu ten-
dineux et au périoste, tandis que dans la phlébite rhumatismale, l'induration est nettement produite par le
caillot siégeant dans la veine et dont la disparition se
fait longtemps attendre.

Si la phlébite est profonde, les causes d'erreur sont
plus nombreuses. Cependant, il suffit de signaler l'erreur
qui pourrait être commise avec l'*artérite* ou l'absence
de battements le long des vaisseaux, le refroidissement
rapide du membre, la tendance à la gangrène imposent
le diagnostic.

Dans le cas de rhumatisme musculaire, on doit rechercher avec soin le siège de la douleur exaspérée par certains mouvements et localisée à un certain groupe de
muscles. Si le rhumatisme se fixe sur les gaines, il sera
facile de le reconnaître au gonflement, à la douleur limitée, à sa détermination au niveau des tendons, ou autour des jointures.

Quand l'œdème existe, on devra songer à la cause de
certaines hydropisies, dont les caractères sont assez
tranchés pour qu'on puisse les séparer facilement de la
phlébite rhumatismale, tels sont l'œdème par compression (anévrysme, néoplasme, abcès profond), l'œdème des
convalescents qui ne se rattache point à la présence de
coagulations veineuses, qui s'accompagne souvent d'un
certain degré de cyanose superficielle et qui n'est pas
douloureux, enfin l'œdème par thrombose cardiaque,
survenant à la dernière période des maladies du cœur.

Dans la chlorose, l'œdème est simple, peu prononcé,
passager, indolent, ou bien il peut dépendre d'une thrombose ; comme les chlorotiques sont sujettes à des douleurs vagues, il faudra remonter au diagnostic de l'affection principale, aisément démontrée par la pâleur
générale, les bruits de souffle vasculaires, etc.

L'œdème rhumatismal essentiel est bien connu depuis

les travaux de Monneret (1), Ferrand (2), Fernet (3), Guyon (4), et surtout depuis la thèse de Davaine (5). Comby en a publié dans le Progrès médical (28 août 1880 une observation intéressante. C'est principalement la forme hydrophlegmasique ordinaire de l'œdème rhumatismal, décrite par Davaine, qui pourrait être confondue avec la phlébite oblitérante ; mais dans l'œdème essentiel, la rougeur de la peau, si elle existe, est diffuse, la douleur à la pression est également disséminée sur toute la périphérie du membre, et non localisée au vaisseau, comme dans la phlébite ; le gonflement, plus ou moins généralisé est disposé en manchons, ou en plaques qui occupent toute la face d'un membre et dont les limites, sans aucun rebord, sont cependant nettement tranchées; enfin, le plus ordinairement, l'œdème essentiel disparaît sans laisser de traces, et l'on n'observe jamais ni cordon veineux, ni développement d'une circulation collatérale, sous forme de veinosités sous-cutanées.

La phlébite goutteuse, signalée par Paget en 1865, et décrite depuis par Prescott Hewett en 1873, et par Fuckwell, est peu connue en France. M. Viccaji en a tracé la description d'après les observations anglaises. Indépendamment de la maladie générale au milieu de laquelle elle survient, la phlébite goutteuse se distingue de la phlébite rhumatismale par un certain nombre de caractères qu'il est bon de rappeler. Elle débute généralement avec moins de netteté que la phlébite rhumatismale : occupant de préférence les veines superficielles, elle est

(1) Monneret. Pathologie interne, t. II.

(2) Ferrand. Des exanthèmes du rhumatisme. Thèse de Paris 1862.

(3) Ch. Fernet. Du rhumatisme aigu et de ses diverses manifestations. Thèse de Paris, 1865.

(4) Guyon. Kirmisson. Progrès médical, 1876.

(5) Davaine. Contribution à l'étude du rhumatisme. Paris, 1879.

très mobile, passe d'un membre à un autre, laissant après elle des indurations persistantes et très tenaces, accompagnées d'œdème permanent. Elle se reproduit plusieurs fois de suite chez un même individu, à des intervalles plus ou moins éloignés ; enfin, contrairement à la phlébite rhumatismale, elle donne fréquemment lieu à la mort par embolie ; l'embolie finale est quelquefois précédée de plusieurs embolies moins volumineuses.

Il nous reste enfin à examiner une question importante : La phlébite rhumatismale, passée à l'état de thrombose veineuse, peut-elle être distinguée de la phlegmatia alba dolens ? M. Troisier ne le pense pas : nous croyons, au contraire, qu'elle en diffère par l'ensemble de ses modalités anatomiques et cliniques. Pour Bouillaud, les deux affections seraient identiques ; mais, depuis cette époque, des recherches nombreuses ont été entreprises au sujet de la phlegmatia, et, si l'on n'est pas revenu à la théorie de l'origine lymphatique proprement dite, on admet généralement qu'il existe des lésions lymphatiques dans la phlegmatia. Ces lésions sont-elles le résultat de l'œdème brusque produit par l'oblitération veineuse, comme le dit M. le professeur Renaut, ou bien coïncident-elles avec la phlébite ? Graves (1) s'exprime ainsi : « Pour bien des observateurs, le gonflement dépend exclusivement de l'oblitération des veines ; mais si l'inflammation était parfaitement limitée aux vaisseaux veineux, la tuméfaction ne serait pas aussi considérable. Il est vrai que lorsqu'on oblitère, au moyen d'une ligature, par exemple, un gros tronc veineux, on voit survenir un œdème qui persiste pendant un certain temps, et qui acquiert des proportions énormes. On est donc parfaitement fondé à admettre que la suspension du cours du sang dans une veine enflammée puisse déter-

____

(1) Graves. Leçons de clinique médicale et trad. par Jaccoud, 1863.

miner un certain gonflement, mais je ne crois pas que ce
soit la cause unique qu'il faut invoquer. » Il ne pense
pas qu'on ait affaire à une simple phlébite : on doit
compter avec l'inflammation des tissus voisins, le tissu
cellulaire, et probablement aussi les vaisseaux lymphatiques. « Il se fait une abondante effusion de sérosité et
de lymphe, et c'est là la raison principale du gonflement
du membre. » M. le professeur Jaccoud (1) accepte cette
opinion, mais il la modifie en ce sens, qu'il remplace l'é-
panchement de la lymphe par la stase et la rétention
lymphatique, par suite de l'occlusion des vaisseaux
blancs. « Ceux-ci, dit-il, ont pour fonction principale
d'emporter les produits de désassimilation, ou les éléments nutritifs surabondants du tissu cellulaire. On
conçoit fort bien dès lors pourquoi le liquide qui infiltre
le membre dans la phlegmatia dolens diffère complètement, par l'ensemble de ses propriétés, de la sérosité
pure qui s'épanche dans les tissus, à la suite de l'oblitération du tronc veineux principal de la région. » Or, si
nous prenons pour exemple les cas où la fémorale a été
oblitérée par suite du rhumatisme, nous pouvons les
rapprocher absolument des thromboses veineuses indi-
quées plus haut. Ces différences entre la phlébite rhumatismale et la phlegmatia apparaissent encore très
nettement dans leur histoire clinique. Sans insister sur
les circonstances habituelles dans lesquelles se produit
la phlegmatia (puerpéralité, cancer, tuberculose), et sans
les opposer au rhumatisme, caractérisé par la polyarthrite aiguë fébrile, nous nous bornerons à exposer les
signes locaux, communs aux deux affections (œdème,
douleur, etc.), en faisant ressortir les points qui les distinguent.

Dans la phlegmatia alba dolens, le début ne présente
pas toujours la brusquerie, la soudaineté qui est la règle
dans la phlébite rhumatismale. La douleur, qui est con-

stamment un symptôme de début dans celle-ci, peut apparaître plus tardivement dans la phlegmatia. Si, dans cette dernière affection, elle peut se localiser plus intense en certains points, on observe toujours que le membre est douloureux dans toute son étendue : une pression même légère suffit pour la déterminer sur toute la périphérie et non plus seulement sur le trajet de la veine.

L'œdème est caractérisé par un empâtement profond ; il semble que le membre tout entier soit malade ; que tous les tissus soient atteints ; les téguments offrent surtout au début une résistance très prononcée et se laissent difficilement déprimer par le doigt.

Cet œdème apparaît généralement au siège de la douleur, à la racine du membre, il suit toujours dans son envahissement une marche descendante ; ne gagnant les extrémités qu'en dernier lieu. Dans la phlébite rhumatismale, au contraire, l'œdème n'est jamais aussi considérable, il est mou, les tissus gardent l'empreinte du doigt ; toujours limité au début et en rapport direct avec la veine qui est affectée, il apparaît d'abord à la partie la plus excentrique du membre, il progresse de bas en haut, de la périphérie vers le centre. Les particularités sont les mêmes pour les coagulations qui dans la phlébite rhumatismale surviennent d'abord à la partie inférieure de la veine, qu'elles peuvent successivement occuper plus haut.

L'aspect de la peau n'est pas la même non plus dans les deux affections : dans la phlegmatia, la peau est habituellement d'un blanc mat très remarquable et présente parfois une surface lisse sur laquelle tranchent des teintes asphyxiques, des taches violacées, indiquant les troubles profonds survenus dans la nutrition du membre ; tout le système veineux paraît affecté, des coagulations oblitèrent les veines superficielles, qui n'apportent plus, comme dans la phlébite, par leur

Schmitt

développement régulier, une voie facile de retour au sang veineux. Enfin, dans la phlébite rhumatismale, la peau présente une coloration normale, blanc grisâtre ou rosée, bien différente de l'aspect cadavérique qu'on observe dans certaines phlegmatia. L'ensemble de ces signes suffit amplement pour justifier la séparation, qu'il est nécessaire d'établir entre la phlegmatia alba dolens et la phlébite rhumatismale.

TRAITEMENT,

Le traitement reconnaît deux indications principales,
et doit s'adresser à la maladie primitive, au rhumatisme
et à la complication qu'il a créée, à la phlébite rhumatismale.

Suivant la forme du rhumatisme et les modalités de
l'attaque, on pourra donc prescrire du salicylate de
soude, du bromhydrate ou du sulfate de quinine.

Le traitement par les saignées, qui est aujourd'hui
presque universellement abandonné, nous semble devoir
être surtout repoussé, s'il s'agit d'un malade atteint de
phlébite rhumatismale, chez lequel le système veineux
est particulièrement impressionnable et où par conséquent une phlébotomie pourrait, plus que dans toute
autre circonstance, être suivie d'inflammation.

Quant à l'accident local, à la phlébite, on ne devra pas
oublier que la veine est oblitérée, qu'elle renferme un
caillot qui peut se désagréger, à l'occasion d'un mouvement. On doit donc chercher à obtenir une immobilisation complète du membre affecté.

Pendant la période aiguë, on pratiquera des onctions
très légères et très modérées avec un liniment narcoti-
que, le liniment belladoné, par exemple ; on pourrait
également avoir recours aux fomentations émollientes
ou aux cataplasmes. Les vésicatoires nous paraissent
sinon dangereux, au moins inutiles : les modifications
subies par la veine sont si rapides et l'oblitération sitôt
effectuée, que la vésication est peu susceptible de donner de bons résultats.

A la seconde période de la maladie, et quand l'œdème persiste, on emploiera la compression, qui doit être dé-fendue au début, en raison de la douleur et du caillot qu'on pourrait détacher.

Cette compression sera faite avec de la ouate et une bande de flanelle peu serrée. Enfin, quand le malade commence à se lever on lui ordonnera de porter un bas élastique, qu'il sera obligé de conserver jusqu'à la disparition de l'œdème.

OBSERVATIONS

Rhumatisme articulaire aigu à forme anomale. Phlébite crurale double.

(Observation communiquée par notre excellent maître et ami
M. le Dr Chauffard, médecin des hôpitaux.)

M... (François), âgé de 21 ans, homme de peine, entre le 6 janvier 1883, à l'hôpital Lariboisière, dans la salle Saint-Jérôme, n° 9, service de M. le professeur Jaccoud.

Cet homme est d'une bonne santé habituelle. Quoique faisant un travail assez dur et qui l'expose aux refroidissements, il n'a jamais eu de rhumatisme articulaire, ni de douleurs vagues.

Le 26 décembre 1882, il ressent une gêne considérable dans la marche ; il éprouve de la difficulté à ployer les genoux, et bientôt la douleur est assez forte pour l'obliger à cesser tout travail. Il a pu cependant venir à pied à l'hôpital, malgré les douleurs violentes qu'il accuse dans les deux genoux.

A l'examen, on trouve les deux genoux gonflés et sensibles à la pression, avec tous les caractères d'une arthrite rhumatismale. Le malade affirme n'avoir jamais eu de blennorrhagie, et actuellement on ne constate aucun écoulement uréthral.

A l'auscultation, on note, au niveau de la base du cœur, quelques frottements indiquant l'existence d'un léger degré de péricardite sèche autour des gros vaisseaux.

8 janvier. Le malade, qui était apyrétique jusqu'à ce moment, présente un léger mouvement fébrile.

T. matin, 38°.

T. soir, 38°,5,

Cependant il ne se plaint d'aucune recrudescence articulaire, et rien n'indique une détermination viscérale. Mais le membre inférieur gauche est engourdi ; il est le siège d'une douleur sourde et continue.

En effet, en découvrant le malade, on reconnaît qu'il existe un œdème notable, s'étendant du pied jusqu'à la racine de la cuisse. On constate en même temps un développement très marqué des veinules sous-cutanées.

A la palpation, on sent un empâtement diffus de tout le membre, qui est chaud et douloureux à la pression.

Le maximum de la douleur siège au niveau du pli de l'aine et le long des vaisseaux. Cependant, on ne perçoit pas de cordon induré sur les trajets veineux.

La jambe droite est dans un état absolument normal.

Traitement. — Salicylate de soude, 6 gr.

9 janvier. T. matin, 38°,4.

T. soir, 37°8.

Le 10. T. matin, 39°,4.

T. soir, 40°.

Les 11 et 12. Salicylate de soude, 6 gr.

La température se maintient entre 39° et 40° jusqu'au 15 janvier, où il se produit un abaissement sous l'influence de 1 gr. 50 de sulfate de quinine.

Cette phlébite gauche entre bientôt en résolution. L'empâtement et la douleur disparaissent progressivement et le 15 janvier tout paraît terminé de ce côté.

Le 15. Ce jour-là même, le malade se plaint du membre inférieur droit, et l'on note de ce côté les symptômes qu'on avait avait observés huit jours auparavant vers le membre inférieur gauche ; douleur le long des vaisseaux, engourdissement de la jambe et de la cuisse qui sont considérablement œdématiées ; on constate aussi un grand développement de la circulation veineuse collatérale, mais on ne trouve pas de cordon induré, ni sur les veines superficielles, ni sur les veines profondes.

Cependant le membre inférieur gauche est complètement guéri, et la douleur articulaire elle-même a disparu.

Le 17. L'articulation du genou droit n'est plus douloureuse ; la douleur paraît plutôt localisée au creux poplité,

Les signes de péricardite sèche notés au début de l'affection n'existent plus et les plèvres sont tout à fait indemnes.

La température se maintient toujours entre 39° et 40° jusqu'au 20 janvier.

Bromhydrate de quinine, 1 gr. 50.

A partir de cette époque, elle s'abaisse progressivement pour atteindre la normale le 28 janvier.

Le 20. La phlébite droite est en résolution, l'empâtement et l'œdème diminuent, et les veinules sous-cutanées ne sont plus apparentes.

Les jours suivants, la guérison s'accentue, les deux jambes reprennent leur état normal, les douleurs veineuses ou articulaires ont définitivement disparu.

L'examen des urines, pratiqué à l'entrée du malade à l'hôpital, avait fait reconnaître la présence de l'albumine, dont on ne retrouve plus de traces à partir du 22 janvier.

La convalescence est assez longue; l'affaiblissement prononcé. Cependant le malade quitte la salle le 7 mars, tout à fait guéri.

Cette observation nous présente tous les caractères d'un rhumatisme articulaire aigu à forme anomale. Il s'agit, en effet, d'un homme jeune, vigoureux, qui, à la suite de fatigues nécessitées par sa profession, est pris de douleurs violentes dans les deux genoux. Ces articulations sont gonflées, sensibles à la pression : le malade est atteint d'une arthrite double. La nature rhumatismale de l'affection se manifeste par la durée passagère de la détermination articulaire et par la péricardite sèche constatée au niveau de la base du cœur. Cependant, tandis que les genoux seuls sont affectés et que les autres articulations sont respectées, en l'absence de complications viscérales importantes, l'état général est sérieux et la température est élevée. Cette élévation de la température coïncide avec les phénomènes observés du côté des veines. La détermination veineuse est suffisamment indiquée par la douleur vive, existant seulement sur le trajet des vaisseaux, par l'œdème du membre, par le développement rapide de la circulation collatérale. Notons enfin la prompte évolution de tous les symptômes, la modalité fugace de cette double phlébite et, dans l'espace de quelques jours, la disparition de la douleur, de l'empâtement et de l'œdème, et le retour complet à l'état normal.

OBSERVATION II.

Rhumatisme articulaire aigu. Phlébites multiples.

(Trousseau et Peter. Clinique médicale de l'Hôtel-Dieu, 5e édition, t. III).

L'artérite et la phlébite rhumatismales sont infiniment rares ; il nous a été donné cependant d'observer un de ces cas exceptionnels : c'est celui d'un malade que vous avez vu couché au n° 16 de la salle Sainte-Agnès.

Cet homme, âgé de 36 ans, est pâle, débile ; sa peau est blanche et fine. Il a l'habitude de boire avec excès et surtout de l'eau-de-vie. Il entre à l'hôpital, le 11 mars 1864, avec un gonflement des genoux et du coude droit. Ce gonflement douloureux existe depuis quatre jours ; il a débuté à la suite d'un mouvement fébrile assez intense. Le diagnostic ne saurait être douteux, c'est d'un rhumatisme articulaire qu'il s'agit. Le malade n'en a jamais eu d'autre atteinte.

La fièvre est modérée, l'état général peu inquiétant. Les deux genoux, le coude, le poignet et l'épaule droits sont gonflés et très douloureux. Il n'y a pas de souffle au cœur, ni de bruit anormal d'aucune sorte. La respiration s'accomplit régulièrement, et le murmure respiratoire est partout entendu.

Une chose nous a frappé dans le récit que nous a fait le malade, c'est que le jour même du début de l'affection il a éprouvé une douleur vive dans l'épaisseur du mollet droit, et que le lendemain il a ressenti une douleur analogue dans le mollet gauche. Les mollets sont en effet très tendus, comme gonflés, durs, et la pression en est très pénible ; mais la douleur est surtout produite par une pression exercée sur le trajet des veines saphènes, qui se dessinent sous la peau comme deux cordons indurés. La douleur est aussi fort vive au point d'élection de la douleur dans la phlegmatia alba dolens, c'est-à-dire à la partie postérieure du mollet.

Il ne nous parut pas que ce fussent là les indices d'un rhumatisme articulaire, et l'idée d'une inflammation des veines profondes nous vint d'autant plus naturellement à l'esprit que l'induration douloureuse des saphènes indiquait une altération de ces canaux veineux; mais, comme il n'y avait pas d'œdème, nous résolûmes d'attendre, pour nous prononcer, sur l'existence d'une endophlébite.

Six jours plus tard, le 18, l'état des jambes est resté le même, mais les pieds sont notablement tuméfiés. Depuis cinq jours, le bras gauche est tuméfié, et il présente dans toute l'étendue de sa partie interne la teinte jaunâtre de l'ecchymose ; la pression au niveau du biceps est très douloureuse, et l'on sent dans l'aisselle un cordon dur, douloureux, évidemment formé par la veine axillaire oblitérée. Il y a cela de remarquable que le bras est très tuméfié, que l'avant-bras l'est beaucoup moins, et que la main l'est à peine.

Il y a encore un épanchement assez abondant dans l'articulation des deux genoux, qui sont, relativement aux jambes, très peu douloureux. L'articulation radio-carpienne, qui a été affectée, est complètement débarrassée.

Il n'y a toujours pas de souffle au cœur.

Le lendemain, le mollet droit a encore augmenté de volume ; il a 50 centimètres de circonférence dans son plus grand diamètre. Celui du côté gauche, également tuméfié, n'a que 26 centimètres. Les veines superficielles se sont prises à leur tour ; elles ont perdu leur souplesse et sont douloureuses au toucher. Les bras vont beaucoup mieux, le bras gauche présente toujours de larges taches ecchymotiques.

Il n'y a pas de fièvre, pas de chaleur ni de sueur. L'auscultation la plus attentive ne révèle l'existence au cœur d'aucun bruit anormal.

Il est donc évident que chez ce rhumatisant il n'y a pas d'endocardite, mais qu'il est atteint de phlébites multiples, c'est-à-dire que la diathèse, au lieu de frapper l'endocarde, affecte la tunique interne des veines, et qu'il y a eu endophlébite.

Le 19. Le malade éprouve de la céphalalgie, il voit des mouches volantes ; la douleur qui siège sur la ligne médiane de la tête, le long du sinus longitudinal supérieur, nous fait penser qu'un travail phlegmasique avec oblitération consécutive s'effectue dans ce canal veineux, et nous nous attendons à des accidents cérébraux redoutables ; la céphalalgie et les troubles de la vision durent pendant trois jours, puis cessent, sans que nos prévisions soient justifiées.

Le 21. Les deux veines fémorales, dans toute leur étendue, les deux veines humérales, depuis le pli du coude jusque dans l'aisselle, sont complètement indurées et très peu douloureuses. Aux membres inférieurs, les veines satellites de la saphène interne et cette veine elle-même sont dures et douloureuses. Ainsi les troncs veineux principaux des quatre membres et quelques-unes des veines superficielles sont oblitérées, et il en résulte un œdème des quatre membres.

Le 22. On constate une nouvelle oblitération douloureuse, avec rougeur superficielle, au tiers externe et inférieur de l'avant-bras gauche.

Du 23 au 26, les veines superficielles de l'avant-bras se prennent successivement ; il en est ainsi des veines superficielles des jambes.

Pour bien étudier la marche de la phlébite, mon chef de clinique, M. Peter, emploie le moyen suivant : il trace avec le nitrate d'argent des lignes suivant les contours des veines superficielles, qui sont manifestement rouges, de manière qu'on puisse voir ce qu'elles deviendront les jours suivants. Au moment de l'expérience, ces veines, qui étaient rouges et douloureuses au toucher, étaient encore parfaitement perméables et pouvaient être vidées par la pression. Deux jours après l'expérience, elles présentaient un relief considérable, étaient dures, ne se laissaient plus vider par la compression, étaient moins rouges, bien que toujours à peu près aussi douloureuses. Ainsi, la rougeur et la douleur avaient précédé l'oblitération du vaisseau ; par conséquent, l'affection de la paroi veineuse avait précédé la coagulation du sang ; par conséquent aussi, il y avait phlébite, et cette phlébite n'était pas causée par l'irritation due au contact du coagulum, mais avait au contraire provoqué la formation de celui-ci.

Je n'insiste pas sur les alternatives d'augmentation et de diminution de l'œdème tenant à la difficulté plus ou moins considérable de la circulation veineuse ; je préfère attirer votre attention sur un phénomène nouveau et des plus insolites, je veux parler de l'apparition, le 30 mars, vingt-troisième jour de la maladie, de pétéchies sur la cuisse gauche. A ce moment, il y avait eu recrudescence de douleurs dans le membre, dont les mouvements étaient devenus impossibles ; la température, loin d'y être augmentée, y paraissait plus basse ; la fièvre avait reparu, modérée toutefois, le pouls étant à 92 le matin, et à 100 le soir, mais il était petit, misérable.

L'état général semblait des plus graves, et le malade poussait des gémissements continuels.

Le lendemain, l'œdème avait gagné le scrotum et la partie inférieure de l'abdomen.

Le jour suivant, la base de la poitrine était elle-même œdématiée, et la veine mammaire externe était douloureuse dans toute son étendue.

Le 3 avril, vingt-septième jour de la maladie, l'œdème de labdomen et du thorax augmentait encore, mais la fièvre cessait. Ce jour-là, on voyait naître sur la face dorsale du pied gauche, qui était énormément tuméfié, une large ecchymose.

Les jours suivants, des phlyctènes apparaissent au niveau de cette ecchymose ; il se produisait une éruption de pétéchies sur le genou et la cuisse droits, éruption accompagnée d'une vive douleur ; puis les membres inférieurs furent presque entièrement couverts de pétéchies.

Enfin, vers les derniers jours d'avril, toute la peau de la face dorsale du pied gauche était sphacélée, celle de la partie correspondante du pied droit ne l'était qu'en partie ; aux deux mollets, la peau s'ulcérait largement ; il en était ainsi de la peau du scrotum et du prépuce.

Cependant nous faisons constater aux élèves qui suivaient la visite que les veines radiales et cubitales indurées diminuaient peu à peu de volume, et qu'il en était ainsi de la plupart des veines superficielles des membres inférieurs. Nous leur prédisions le retour prochain de la perméabilité et de la circulation dans ces veines avant que les principaux troncs fussent eux-mêmes rendus à la circulation, et c'est ce qui arriva. Il se passa un bien long temps avant que ces derniers redevinssent perméables. En effet, à la fin du mois de juin, quatre mois après le début de l'affection, les veines axillaires étaient encore indurées, et bien que la douleur eût depuis longtemps disparu, on ne pouvait pas supposer qu'elles fussent rendues à la circulation. Ce n'est que vers le milieu de juillet que les gros troncs veineux cessèrent d'être oblitérés.

Mais les pertes de substance des pieds et des jambes dégénérèrent en ulcères de mauvaise nature, ulcères sordides qui saignaient au moindre contact et dont la cicatrisation, se fit attendre jusqu'au milieu de septembre, et encore, à cette époque, six mois après le début des accidents de phlébite, l'ulcère du mollet gauche n'était-il pas complètement cicatrisé.

Il était difficile de voir un sujet plus profondément anémique; cependant toutes les fonctions s'accomplissaient bien, l'appétit était assez vif et les digestions parfaites; il n'y avait pas d'albuminurie ni de diarrhée. C'est à cette conservation des fonctions plastiques que cet homme dut de résister aux redoutables accidents locaux qu'il éprouva.

Enfin il quitta l'hôpital, dans le milieu de septembre, avec un œdème persistant du mollet gauche et une cicatrisation incomplète de l'ulcère de cette jambe. Nous pensâmes que le séjour de Vincennes achèverait une guérison difficilement obtenue à l'hôpital.

Nous avons surtout insisté dans le traitement sur l'administration du sulfate de quinine et des toniques; nous avons toujours alimenté le malade, et nous lui avons fait prendre pendant longtemps du vin diurétique.

OBSERVATION III.

**Rhumatisme articulaire aigu. Phlébite des veines saphènes
et crurale gauches.**

(Empis, in thèee de Lelong, 1869.)

La première des malades dont je vous ai promis l'histoire entrait dans nos salles le 6 avril; elle est couchée au n° 45.

Agée de 37 ans, et douée d'une forte et belle constitution ; marchande des quatre-saisons, elle fut prise pour la première fois d'une violente attaque de rhumatisme polyarticulaire à l'âge de 20 ans. Depuis cette époque, elle est restée sujette à des battements de cœur, mais elle n'avait pas éprouvé de récidive de son rhumatisme.

Huit jours avant son entrée à la Pitié, elle avait été forcée de quitter son travail et de prendre le lit pour une nouvelle attaque de rhumatisme articulaire aigu. Pendant les premiers jours qu'elle passa à l'hôpital, nous assistâmes aux localisations multiples du rhumatisme, se disséminant sur les jointures, en même temps que nous constations, par l'examen du cœur, les signes certains de l'endocardite.

Traitée par le sulfate de quinine à doses fractionnées, et alors que l'intensité de la fièvre et des inflammations articulaires allait en diminuant, la malade fut prise brusquement d'un frisson, suivi d'une recrudescence de l'état fébrile.

A la visite du lendemain, elle accusait dans l'aine du côté gauche une douleur violente, irradiant le long des veines saphéne et crurale, dans la cuisse et la partie postérieure de la jambe. Nous constations, en effet, qu'un cordon dur, non pulsatil et extrêmement sensible à la pression, existait le long de ces vaisseaux, depuis l'aine jusqu'à la partie moyenne de la cuisse ; et qu'un autre point, très douloureux à la pression, se rencontrait aussi à la partie postérieure de la jambe. La totalité du membre inférieur de ce côté était le siège d'un œdème très considérable ; cet œdème était mou et non douloureux à la pression, celle-ci n'exaspérant bien expressément la douleur que le long des cordons veineux. Nous constations aussi que le système lymphatique restait étranger à ces phénomènes ; qu'il n'y avait aucune rougeur le long des vaisseaux blancs et que les ganglions inguinaux n'étaient point tuméfiés.

L'immobilité du membre, un liniment belladoné et la continuation du sulfate de quinine à l'intérieur, constituèrent tout le traitement.

Bientôt l'état fébrile disparut, les jointures récupérèrent leur mobilité et leur indolence, en même temps que les signes fournis par l'exploration du cœur témoignaient de la fin de l'endocardite aiguë, Cependant la tuméfaction œdémateuse de tout le membre inférieur gauche attestait encore l'existence d'un obstacle au retour du sang dans les veines ; et la persistance de la douleur le long de ces vaisseaux nous indiquait encore un certain degré d'acuité dans la lésion.

. Parvenue aujourd'hui au delà de son troisième mois d'évolution, cette altération des veines n'est pas encore totalement dissipée. Si la douleur est devenue presque inappréciable à la pression, par contre, la dureté des veines n'a rien perdu de son intensité, et le membre redevient œdémateux dès que la malade marche un tant soit peu dans la salle. Sa santé générale est d'ailleurs excellente ; et bien que la lésion qui persiste dans les veines ait été, si je ne m'abuse, une inflammation rhumatismale à son point de départ, on est en droit, néanmoins, de regarder aujourd'hui la malade comme complètement guérie de son rhumatisme aigu.

OBSERVATION IV.

Rhumatisme articulaire aigu. Phlébite de la veine fémorale gauche.

(Observation communiquée par mon excellent collègue et ami
Martinet, interne des hôpitaux) (résumée).

M..., âgé de 28 ans, journalier, entre, le 16 août 1882, salle St-Augustin (bis), à l'hôpital Lariboisière, dans le service de M. le Dr Siredey.

Il est atteint à ce moment d'un rhumatisme articulaire aigu généralisé, avec complications cardio-pulmonaires.

Le 2 septembre, alors que tout avait disparu du côté des jointures, il ressent une douleur très vive le long du membre inférieur gauche. Cette douleur est spontanée, intense. OEdème au niveau des malléoles,

Cet œdème s'accroît les jours suivants, et envahit progressivement le pied, la jambe, la cuisse ; le membre inférieur dans la totalité est sensiblement augmenté de volume.

On constate la présence d'un cordon dur le long de la veine fémorale. La pression faite légèrement à ce niveau produit une douleur qui irradie la face interne de la cuisse,

Fièvre : insomnie.

Les phénomènes douloureux persistent jusqu'au 10 septembre.

A partir de ce moment l'œdème disparaît peu à peu, et le malade quitte l'hôpital complètement guéri, le 30 septembre.

Observation V.

Rhumatisme articulaire aigu. Phlébite crurale gauche.

(Observation communiquée par mon excellent collègue et ami,
le Dr de Langenhagen, ancien interne des hôpitaux).

Deb... (Ernest), âgé de 17 ans, imprimeur, entre, le 6 juillet 1883, dans la salle St-Henri, n° 21, à l'hôpital Lariboisière, dans le service de M. le Dr Constantin Paul.

Ce jeune homme est d'une constitution assez robuste.

Il a eu, en 1882, une fièvre typhoïde qui a duré un mois et qui n'a été suivie d'aucune complication.

En 1881, il avait été soigné à l'hôpital Tenon, dans le service de M. le Dr Straus, pour une scarlatine dans le décours de laquelle il avait été atteint de douleurs articulaires généralisées.

Depuis cette époque, il n'avait éprouvé aucune détermination nouvelle du côté des jointures.

Le 1er juillet 1883, il est atteint d'une attaque de rhumatisme articulaire aigu, qui débute par les pieds, les genoux et qui occupe les épaules à l'entrée du malade à l'hôpital le 6 juillet.

La température est élevée, et se maintient entre 39 et 40 jusqu'au 10 juillet.

Pas de complication cardiaque ni pleuro-pulmonaire. Le salicylate de soude est administré à la dose de 8 gr., puis 6 gr. par jour. Les phénomènes articulaires s'amendent, la température s'abaisse progressivement à la normale qu'elle atteint définitivement le 16 juillet. A cette date, le rhumatisme articulaire semble complètement terminé.

Mais le 14 juillet, le malade avait ressenti une douleur très vive au pli de l'aine au côté gauche.

Le lendemain matin, 15 juillet, on constate, à la visite, la présence d'un cordon dur au niveau de la veine crurale, en même temps que la douleur était réveillée par une pression même modérée exercée sur le vaisseau.

Peu de changement de coloration des téguments, mais des veinules se dessinent très nettement sous la peau, indiquant l'établissement d'une circulation veineuse collatérale.

Il existe un œdème assez marqué au niveau des malléoles et à la partie inférieure de la jambe. Tous les autres signes restant stationnaires, cet œdème augmente les jours suivants.

Traitement. — Immobilisation. Liniment belladoné.

Sous l'influence du repos au lit, l'œdème diminue peu à peu à partir du 20 juillet.

Tous les phénomènes articulaires ont disparu. La température ne s'est pas élevée de nouveau. Mais le malade est très pâle, très anémié, obligé de garder le lit. Les battements du cœur sont lents et sourds ; mais il n'existe aucun bruit anormal.

L'œdème continue à s'effacer. [A partir du 1er août, le malade peut commencer à se lever ; le cordon induré n'est presque plus appréciable ; le gonflement reparaît seulement à la partie inférieure de la jambe, quand le malade est resté trop longtemps debout.

Il quitte l'hôpital le 16 août, très amélioré, et est envoyé en convalescence à l'asile de Vincennes.

Observation VI (personnelle).

Rhumatisme articulaire aigu. Pleuro-pneumonie. Phlébite crurale gauche.

Am... (Eugène), âgé de 19 ans, garçon épicier, entre, le 2 janvier 1883, à l'hôpital Lariboisière, salle Saint-Charles, n° 25, dans le service de M. le Dr Proust.

Son père était rhumatisant ; sa mère a toujours été bien portante.

Lui-même est d'une bonne santé habituelle ; il a eu dans son enfance une ophthalmie purulente qui a entraîné la perte de l'œil droit. Depuis cette époque il n'a jamais été malade.

Le 4 avril 1882, il entre dans le service de M. le Dr Proust, pour une attaque de rhumatisme articulaire aigu généralisé.

Le 20. On note du côté gauche de la poitrine l'existence d'une pleuro-pneumonie qui entre rapidement en résolution.

6 mai. Le malade est complètement guéri de ses accidents thoraciques ou articulaires, et la fièvre a tout à fait disparu.

Le 10, il ressent une douleur assez vive dans l'aine gauche; on constate sur toute l'étendue du membre inférieur un œdème mou, qui se prononce davantage les jours suivants. On n'a pas noté à cette époque la présence d'un cordon dur sur le trajet de la veine fémorale.

Cependant, à partir du 20 mai, l'œdème diminue; l'état général est bon et le malade demande à quitter l'hôpital le 14 juin. Le membre inférieur est encore un peu enflé; le gonflement s'accentue dans la station verticale et la marche est pénible.

Le malade essaie cependant de reprendre son travail; mais il est obligé de l'interrompre fréquemment, par suite de la douleur et de l'œdème qui reparaissent et augmentent toutes les fois qu'il essaie de rester debout ou de marcher pendant un certain temps. Ces phénomènes s'amendent dès qu'il garde le repos, mais comme ils reviennent souvent, le malade se décide à se présenter de nouveau à l'hôpital Lariboisière le 2 janvier.

La santé générale est excellente, et l'examen des différents appareils ne révèle aucune lésion, le cœur est sain. Les articulations n'ont jamais été douloureuses depuis l'attaque du mois d'avril.

On constate seulement que le membre inférieur gauche est œdématié dans toute son étendue. L'œdème est peu résistant, s'atténue rapidement par le repos; les téguments se laissent facilement déprimer par le doigt, leur coloration n'est pas modifiée.

Au-dessous du pli de l'aine, on perçoit un cordon induré, sur le trajet de la veine fémorale ; une pression modérée à ce niveau ne détermine pas de douleur.

Traitement. — Repos au lit. Légère compression ouatée.

L'œdème disparaît rapidement; il persiste seulement à la partie inférieure de la jambe et au niveau des malléoles.

On fait porter au malade un bas élastique remontant jusqu'au dessus de l'articulation du genou; grâce à ce bandage, la marche est possible, et le malade quitte l'hôpital le 23 janvier, très amélioré.

L'observation VII est précédée des lignes suivantes : « Je place encore ici quelques faits dans lesquels les modifications aiguës de l'espèce indiquée (phlébites) sont survenues, soit à la suite d'un rhumatisme incontestable, soit au moins chez un sujet rhumatisant. »

OBSERVATION VII.

(Publiée par Virchow) (1).

Rhumatisme articulaire aigu. Péritonite. Pleurésie. Péricardite. Mort. Caillots dans la crurale commençant à un repli valvulaire. Embolie de l'artère pulmonaire. Excroissances muqueuses sur l'endocarde. Cicatrices d'ulcère simple.

Frédérique Phalan, domestique, 23 ans, entre le 3 janvier 1846, dans la division des femmes (maladies internes), à la Charité de Berlin.

Elle attribue son mal, qui remonte à quatre semaines, à un refroidissement intense et à la suppression de la sueur habituelle de la plante des pieds. Depuis ce moment, elle souffre de douleurs vives et déchirantes, siégeant surtout dans les articulations, et qui de là se propagent dans la continuité des membres. Des tuméfactions se forment au niveau des articulations de la main. Elles augmentaient de volume vers le soir et diminuaient, au contraire un peu dans le courant de la journée. Les nuits étaient agitées. La malade suait beaucoup sans éprouver un soulagement notable. L'appétit se perdit. La menstruation qui s'était établie une année auparavant restait régulière. Au début c'étaient surtout les articulations de la main et de l'épaule, ainsi que la région interscapulaire qui étaient douloureuses. Les bruits du cœur sont normaux. Pouls 104, fort et plein. Au-dessous de l'omoplate un léger frottement.

La peau est chaude et pâle, le visage coloré, les selles régulières. Le soir, augmentation assez grande de la douleur dans toutes les articulations ; tuméfaction des articulations du poignet, sueurs générales. Insomnie. Vives douleurs dans les épaules, aux poignets et dans les lombes. Pouls le matin : 96.

(1) Virchow. Obs. X, p. 528, in Gesammelte abhandlungen zür wissenschaflichen medicin. Berlin, 1862.

Prescription. — Infusion de digitale avec nitrate de potasse. Vin stibié et extrait de jusquiame.

Puis meilleure nuit.

Douleur dans l'épigastre et dans la région cardiaque ; grande anxiété. Soif violente, langue plus chargée.

Pouls, 104 le matin. Depuis minuit, cinq selles diarrhéiques.

(Saignée. Infusion de digitale avec nitre). Les symptômes de pleurésie à droite s'étendent et les troubles péri-cardiaques apparaissent très nettement.

Le 7. Saignée.

Le 9. Ventouses scarifiées. Onguent napolitain.

Enfin apparaissent des symptômes de péritonite dans la région abdominale supérieure, surtout à droite. Douleur vive, vomissements porracés, etc.

Le 12. Infusion de polygala avec acétate de potasse ; onctions sur l'abdomen.

Le 14. 10 sangsues.

Le 15. La nuit a été très agitée, avec délire et sueurs très abondantes.

Le matin, 132 pulsations. Les traits sont tirés. L'anxiété et l'oppression sont extrêmes. Agitation. Plaintes entrecoupées. 52 inspirations à la minute. La matité pleurale est très étendue. Au cœur, frottement systolique.

Le ventre est modérément tuméfié et douloureux à la pression

Infusion de digitale avec acétate de potasse. Saignée de 500 gr. Le sang est peu couenneux, très pauvre en cruor.

Le soir, 130 à 132 pulsations, grande dyspnée, sueurs profuses, délire, insomnie.

La malade cause beaucoup, se jette de côté et d'autre, veut quitter son lit.

Le matin 110 pulsations. Urines troubles, rares. Une selle. — Saignée. Infusion de digitale avec nitre. Mort dans la soirée.

Autopsie le 17. — Corps bien conformé, amaigrissement modéré. Nulle part d'œdème.

Crâne normal, plutôt un peu mince. Les sinus sont libres, les enveloppes intactes. La substance cérébrale est modérément vascularisée et assez dure. Le corps pituitaire est un peu adhérent.

Le poumon gauche est fixé par un exsudat assez ancien, facile cependant encore à détacher. Cet exsudat est un peu plus récent à la base.

A droite, au contraire, outre une quantité modérée de liquide, il y partout une couche mince de fibrine fraîche, tout à fait blanche, concrète, surtout au niveau de la base et du diaphragme. La plèvre est fortement injectée.

Au sommet gauche, derrière de vieilles adhérences, on remarque une portion cicatricielle très déprimée, au-dessous de laquelle existe un tissu conjonctif qui pénètre assez profondément et qui est assez dense. Au reste, les poumons sont sains : çà et là, un peu d'atélectasie et d'œdème. La muqueuse bronchique est fortement injectée et couverte d'un mucus abondant. Les vaisseaux sont libres jusqu'au niveau d'une portion de l'artère pulmonaire, où, en avant de la bifurcation, est fixé un bouchon irrégulier, gros comme un noyau de cerise, à contours irréguliers et encore rouge.

Dans le péricarde, petite quantité de sérosité transparente, jaunâtre ; sur les deux feuillets, exsudats récents, minces sur le feuillet pariétal ; sur le feuillet vésical, ils forment des dépôts en dents de peigne qui sont fortement fixés au ventricule droit, mais qui se laissent aisément détacher des autres portions. Au-dessous les vaisseaux sont peu congestionnés. Le myocarde est sain en apparence.

Sur toutes les valvules et les deux endocardes, dépôts de fibrine très fine ; extrêmement ténue sur les valvules pulmonaires et aortiques. Au niveau des valvules auriculo-ventriculaires, ils se détachent en séries parallèles aux bords, dont ils sont distants de 1 mill. 1/2 à 2 millimètres. Saillies tout-à-fait transparentes et qui ressemblent aux crêtes de coq que nous avons signalées sur le péricarde.

Un caillot plus gros, plus lisse, plus blanchâtre, plus trouble, adhère à un muscle papillaire de la mitrale. On trouve en outre dans les cavités cardiaques du sang en abondance, également dans les cavités doites et gauches. Couenne très ferme avec gâteau très abondant.

Dans le ventre et particulièrement dans le petit bassin, quantité modérée de sérosité transparente, jaune foncé. Le péritoine est un peu trouble, l'épiploon mince.

Dans la région sus-ombilicale, surtout sur la face inférieure du foie, exsudat récent, fibrineux, qui se détache aisément et sous lequel la capsule de Glisson apparaît parsemée de taches. Le foie lui-même est normal, la substance un peu plus jaune que d'habitude. La vésicule est pleine de bile, jaune clair.

La rate est dure, consistante; son parenchyme est rouge, un peu inégal.

Les reins et la vessie sont normaux en apparence.

Dans l'estomac, à 1 cent. 1/2 du pylore, grande cicatrice ancienne, double, d'où partent des adhérences vers le pancréas.

L'intestin est normal, seule la muqueuse du jéjunum est très épaisse, couverte de beaucoup de mucus. Dans l'iléon, quelques plaques de Peyer saillantes. Dans le rectnm, nombreux follicules un peu tuméfiés.

L'hymen est très large et semble un peu déchiré. L'orifice du col est ovale et fermé par un bouchon muqueux. L'utérus est libre. Les ovaires, très gros, présentent de nombreuses dépressions cicatricielles au niveau desquelles existent des extravasats, les uns récents et d'un rouge foncé, les autres, plus anciens, couleur rouille.

Les articulations ne peuvent être ouvertes. Cependant, extérieurement, elles ne paraissent présenter rien d'anormal.

A l'extrémité de la veine crurale gauche, derrière la dernière valvule, caillot épais, solide, très adhérent, long de 1/3 de centimètre, couleur de chair, un peu plus foncé sur un point. Ce caillot remplit complètement le nid valvulaire.

Les deux observations suivantes, publiées par Virchow, concernent deux malades chez qui des lésions articulaires furent accompagnées de complications veineuses inflammatoires.

L'observation XI est intitulée :

Rhumatisme (?), arthrite suppurée, et phlegmon de la cuisse. Fièvre de résorption. Mort. Thrombose des veines crurales, avec foyers hémorrhagiques des muscles et des os. Végétations de la mitrale. Tuberculose ancienne des poumons et de l'intestin. Scrofule. Foie muscade.

Les détails de cette observation font voir qu'il s'agit bien nettement d'une ostéomyélite, avec phénomènes généraux et complications viscérales.

Quant à l'observation XII, elle a trait à une arthrite traumatique suppurée.

Dans les deux cas, on put constater des lésions veineuses analogues à celles qui sont rapportées dans l'observation X; mais comme, dans ces deux faits, le rhumatisme n'est pas en cause, nous n'insisterons pas davantage.

OBSERVATION VIII.

Phlébite. Erythème noueux. Embolie.

(St-Georges Hospital Reports, 1868, vol. III) (1).

Parmi dix cas de phlébite observés pendant l'année 1868, deux s'accompagnèrent d'érythème noueux. Un seul est publié, c'est celui qui fait le sujet de l'observation suivante.

Janne W..., 35 ans, a eu des attaques de rhumatisme, neuf ans avant son admission; trois mois avant d'entrer, elle est atteinte de phlébite de la jambe gauche, qui a été suivie d'érythème noueux.

Au moment où elle entre à l'hôpital on constate une tuméfaction marquée de la jambe gauche, pleuro-pneumonie à la base droite. Le cœur bat très rapidement, les bruits sont dédoublés et sont transmis au côté droit.

Le soir elle est prise d'anxiété précordiale, les battements du cœur sont affaiblis et le lendemain on découvre un frottement net de péricardite.

Sept jours après elle est prise d'une attaque brusque de dyspnée et meurt immédiatement.

On trouve dans les vaisseaux pulmonaires un caillot mou, à forme irrégulière. Le péricarde est couvert d'exsudats, et dans le ventricule on trouve des caillots adhérents.

(1) Report of the medical cases during the year, 1867-1868.

Dans le rein gauche une masse incolore (infarctus), ancien.

Dans les veines iliaque externe et crurale gauches, un caillot large et long qui adhère aux parois vasculaires.

Les plaques d'érythème noueux ont suppuré dans certains endroits.

OBSERVATION IX.

Rhumatisme articulaire aigu. Pleurésie. Phlébite de la veine saphène interne droite.

(Observation due à l'obligeance de M. le Dr Debric.)

X..., d'une bonne santé habituelle, âgé de 22 ans, ne présente pas d'antécédents de rhumatisme.

A la suite d'un refroidissement, le 15 octobre 1880, il ressent une gêne considérable de la respiration ; un point de côté apparaît à droite ; la toux est pénible, quinteuse. La température s'élève le soir à 40°. MM. Damaschino et Nicaise diagnostiquent une pleurésie. Traitement : vésicatoire, injection sous-cutanée de chlorhydrate de morphine.

Les phénomènes s'amendent du côté de la poitrine, puis, vers le 30 octobre, le malade éprouve une douleur violente vers la cuisse droite ; on constate en même temps sur le trajet de la saphène interne la présence d'un cordon dur et douloureux. Trois jours après, œdème de la jambe et de la cuisse. Pas de phénomènes fébriles.

Le 15 novembre, c'est-à-dire un mois après le début de la pleurésie, le malade est pris d'une véritable attaque de rhumatisme articulaire aigu généralisé, accompagné de complications cardiaques, qui dure trois semaines. La convalescence est longue et difficile, le malade est pâle et anémié; mais depuis l'invasion du rhumatisme, ou plus exactement depuis l'apparition des douleurs articulaires, les déterminations du côté de la veine avaient cédé progressivement. L'œdème n'a pas reparu pendant le décours du rhumatisme.

Nous avons revu le malade depuis cette époque, la guérison s'est maintenue pendant deux ans, et le malade peut sans inconvénients faire de longues marches et supporter de grandes fatigues.

Observation X.

Phlébite double rhumatismale.

(Observ. recueillie par M. Vimont, interne du service de M. Blachez, hôpital Necker, in thèse de Viccaji.)

Gibion (Auguste), 31 ans, entré le 12 mars 1880, dans le service de M. Blachez, à Necker. Cet homme, de constitution assez robuste, compositeur d'imprimerie, n'a jamais été malade. Depuis quelques mois seulement, il a éprouvé de temps en temps dans les principales jointures des douleurs sourdes, qu'il mettait sur le compte des courants d'air auxquels il est exposé dans son atelier.

Dans les premiers jours du mois de février, il ressentit des douleurs dans les deux jambes. D'abord légères, elles ne l'obligèrent pas à cesser son travail; mais au bout de quatre ou cinq jours, elles devinrent tellement fortes, qu'il fut obligé de garder le lit. Un médecin, appelé à ce moment, prescrit des frictions avec le baume tranquille. Les douleurs, qui jusque-là étaient restées localisées aux deux mollets, gagnèrent bientôt les cuisses et le bas-ventre. C'est alors que le malade entra à l'hôpital Necker, service de M. Blachez.

13 mars. A son entrée, on constate l'état suivant : Peau chaude et moite. Pouls assez fréquent, anorexie, soif assez vive. En un mot, léger état fébrile. Un peu de céphalalgie et de constipation. Sa langue est un peu blanche.

Rien du côté du thorax. Ses membres inférieurs sont le siège de douleurs vives qui empêchent le malade de marcher. Les douleurs existent des deux côtés. Elles ne sont pas plus intenses au niveau des jointures ; il n'y a de rougeur nulle part, mais les veines superficielles sont notablement dilatées. Quand on presse à pleine main les masses musculaires de la jambe ou de la cuisse, le malade accuse une forte douleur. On ne perçoit pas de cordons durs sur le trajet des veines superficielles. Peut-être en existe-t-il sur le trajet des veines profondes, mais l'embonpoint du malade empêche de les percevoir bien nettement.

Traitement. — Purgation avec huile de ricin, 20 grammes.

Enveloppement des deux jambes dans de l'ouate imprégnée de liniment camphré opiacé.

Le 17. Les douleurs ont presque complètement cessé au niveau des mollets. Elles persistent encore aux cuisses et dans le bas-ventre, ainsi que dans la région lombaire où elles sont très vives. Les deux membres inférieurs offrent un léger degré d'œdème, qui remonte jusqu'aux aines des deux côtés. On sent nettement dans le triangle de Scarpa un cordon dur, gros comme le petit doigt, qui répond aux veines crurales droite et gauche oblitérées. Le cordon se prolonge en bas sur l'origine des saphènes internes. Le malade a toujours de la fièvre, peu intense le matin (38°,5), plus forte le soir (39°,6).

Le 19. L'œdème a considérablement augmenté et a envahi la peau des régions abdominales inférieures. Pas d'ascite. Pas d'albumine dans l'urine. Rien au cœur, ni aux poumons.

Le 22. Même état. Les douleurs n'existent plus que dans le bas-ventre. Les cuisses et les jambes considérablement infiltrées sont indolores. L'œdème empêche de sentir les cordons veineux indurés que l'on percevait si nettement il y a quelques jours.

A partir de ce moment jusqu'au 14 avril, l'état du malade ne présente rien de particulier à noter. Aucun changement dans l'état local. Cependant le malade ne ressent plus ces douleurs du bas-ventre et de la région lombaire qui l'empêchaient auparavant de dormir. Quant à l'état général, il s'est notablement amélioré ; la fièvre a disparu, et le malade mange bien.

Le 15. Le malade se trouve mal à l'aise, il a un peu de fièvre. Temp. axillaire, 39°.

Le 16. L'état fébrile persiste. La peau est couverte de sueurs. La langue est blanche. Anorexie complète. Temp. axillaire, 39°,5.

Le 17. Les deux épaules sont douloureuses. Le coude gauche l'est également. La fièvre persiste. T. le matin, 39°.5.

Purgation avec deux verres d'eau de Sedlitz. Salicytate de soude, 4 gr., dans une potion gommeuse.

Le 18. Même état. Rien au cœur. T. 39°. Salicylate de soude, 6 gr.

Le 19. Les épaules et le coude gauche sont moins douloureux. Temp. axillaire, le matin 38°. Même traitement.

Le 20. La fièvre est tombée. Le malade ne souffre plus de ses jointures.

A partir du 22 avril, l'œdème des jambes, qui jusque-là était resté stationnaire, commence à diminuer.

Le 25. On ne perçoit plus qu'indistinctement le cordon dur que formaient les veines crurales droite et gauche dans le triangle de Scarpa. Les veines saphènes internes ne sont plus oblitérées.

Le 30. L'œdème a presque complètement disparu ; les veines profondes paraissent avoir recouvré leur perméabilité.

3 mai. Guérison complète. Le malade part en convalescence à Vincennes.

OBSERVATION XI.

Rhumatisme articulaire subaigu. Pleuro-pneumonie. Phlegmatia alba
dolens. Guérison (résumée) (1).

X..., âgé de 24 ans, garçon de cuisine, entre le 23 octobre 1874, a l'hôpital de la Charité, dans la salle Saint-Jean-de-Dieu, n° 16.

Cet homme n'a jamais été malade dans sa jeunesse. Il est entré une fois à l'hôpital au mois de juin 1874; il y fut soigné pour un rhumatisme articulaire subaigu avec complication d'endo-péricardite. Depuis sa sortie de l'hôpital, il s'était bien porté jusqu'au 10 octobre. A cette époque, il fut pris de douleurs dans les cuisses et dans les mollets ; les articulations du genou et du cou-de-pied restèrent indolentes. Le malade fut obligé de suspendre son travail, sans être forcé cependant de prendre le lit.

Le 22 octobre au matin, il ressentit tout à coup un point de côté très violent, siégeant dans la région thoracique droite, puis, dans la soirée, il fut saisi d'un frisson violent. Depuis ce moment, il resta couché.

A son entrée à l'hôpital, on constata l'existence d'une pleuro-pneumonie du côté droit, caractérisée par des râles sous-crépitants au sommet, de la matité et de l'égophonie à la base ; du côté gauche, on ne trouvait que quelques râles sous-crépitants; à la pointe du cœur, on entendait un bruit de souffle systolique.

(1) Obs. in thèse de Troisier. Phlegmatia alba dolens. Paris, 1880, p. 101. Communiquée par M. le professeur Hayem.

Le 27. Il s'est formé un peu d'épanchement dans la plèvre gauche. On constate de ce côté de la matité et de l'égophonie.

Dès le 29, les signes de pleurésie à gauche indiquent que l'épanchement se résorbe, l'égophonie persiste encore à droite.

Le 31. On ne trouve plus de signe de pleurésie d'aucun côté ; la fièvre a complètement disparu. Le malade reste très anémié et sans appétit.

4 novembre. Il accuse de vives douleurs à la partie supérieure de la cuisse gauche, et l'examen de la région montre en ce point une rougeur médiocre et un léger œdème au bas du membre.

On sent un cordon dur, roulant sous le doigt, dans la partie supérieure du trajet de la saphène.

Le 6. Les douleurs sont moins vives ; l'œdème persiste ainsi que le cordon veineux.

Le 8. On constate un mieux sensible du côté gauche, mais en même temps le malade accuse de vives douleurs à la cuisse droite ; on y voit une rougeur diffuse et un œdème limité à la partie inférieure.

On sent rouler sous le doigt un cordon dur et noueux, suivant le trajet de la saphène interne.

Le 10. Les douleurs augmentent dans la cuisse droite et s'irradient dans la jambe.

Le 13. Les douleurs, qui n'ont fait qu'augmenter, deviennent intolérables. La température reste toujours normale.

Le 15. Les douleurs persistent ; on trouve toujours le cordon de la saphène accompagné d'une légère rougeur et de l'œdème du tissu cellulaire voisin.

Le 17. Le malade ressent à peine quelques douleurs dans la cuisse, elles sont toujours violentes au pli de l'aine.

Le 20. Les douleurs à l'aine sont moins fortes, mais le malade accuse une souffrance assez vive au pourtour de l'ombilic.

Le 21. Les douleurs à l'ombilic persistent ; on sent au-dessus une légère induration qui siège dans le tisssu cellulaire. Au niveau de la fosse iliaque droite, on sent sous la peau un cordon dur et douloureux, formé par des veines de la paroi abdominale oblitérées.

Le 22. Le membre droit est complètement guéri ; les cordons douloureux de l'abdomen persistent ; on voit, en outre, les veines sous-cutanées abdominales qui se rendent à la saphène droite fortement dilatées.

Le 26. Les cordons douloureux ont complètement disparus à l'aine et à l'abdomen; la saphène reste toujours sensible au toucher.

Le 30. L'amélioration continue. Cependant la saphène reste douloureuse, surtout au niveau du genou droit.

1er décembre. Le malade entre franchement en convalescence.

Le 5. Les points douloureux ont presque complétement disparu.

15 janvier. Le malade quitte l'hôpital dans un état de bonne santé.

OBSERVATION XII.

Rhumatisme articulaire subaigu. Phlébite de la veine
basilique gauche.

(Observation recueillie par Viccaji. Thèse de Paris, 1880.)

T... (Berthe), 26 ans, passementière, entrée à l'Hôtel-Dieu, salle Sainte-Jeanne, le 21 septembre 1880.

Cette femme est d'une bonne constitution, n'a jamais eu de maladie grave et n'a pas encore eu d'attaque de rhumatisme.

Le 11 septembre, c'est-à-dire dix jours avant son entrée à l'hôpital, et sans cause appréciable, T... ressentit des douleurs assez vives à l'épaule droite et dans les petites articulations de la main gauche. Les douleurs de l'épaule ont rapidement disparu. Elle ne s'en plaignait presque plus lors de son entrée à l'hôpital. Celles de la main étaient localisées à l'articulation métacarpophalangienne de l'annulaire ; elles étaient vives spontanément, s'exaspéraient au moindre mouvement et s'accompagnaient de tuméfaction articulaire. Déjà chez elle la malade a pris du salicylate de soude qui a fait diminuer le gonflement et la douleur.

Le 21. A son entrée, on l'a trouvée dans l'état suivant : T... est une jeune femme, grande, bien constituée, point amaigrie, mais un peu pâle ; ses forces sont conservées, l'appétit est normal, il n'y a pas la moindre fièvre. Toutes les articulations sont intactes, sauf celles de l'annulaire, du poignet et du coude gauches. Au niveau de la quatrième articulation métacarpo-phalangienne, il existe de la tuméfaction avec rougeur des téguments, qui s'étend aux parties voisines : la douleur siège aux mêmes points, mais sans grande acuité. Le poignet gauche est légèrement tuméfié et à peine douloureux. Enfin le coude est encore un peu gonflé, mais ses mouvements sont libres, quoiqu'il soit un peu sensible.

A l'auscultation du cœur, on entend un roulement présystolique ; aucun trouble fonctionnel d'ailleurs du côté de la circulation.

En raison de la localisation et du peu d'intensité des phénomènes, on pouvait penser à un rhumatisme blennorrhagique, mais il n'existait pas d'écoulement vaginal ou uréthral spécifique.

Diagnostic. — Rhumatisme articulaire subaigu. Traitement : salicylate de soude, 4 grammes.

Le 23. Réapparition de la douleur à l'épaule et au coude gauches. La malade s'en plaint à nouveau. Elle ne peut plus remuer son membre ; chaque mouvement produit une exagération de douleur. T. 38° le matin, 38°,5 le soir.

Le 24. La malade continue à se plaindre de violentes douleurs, malgré le salicylate de soude. Le gonflement articulaire ne paraît pas considérable : la malade redoute l'examen. Elle souffre dès qu'on écarte le membre du tronc. Néanmoins, en présence de la persistance et de l'acuité des douleurs, on fait déshabiller la malade et voici ce qu'on trouve : il existe à la face interne du bras gauche une rougeur vive, limitée à un trajet rectiligne, allant du creux de l'aisselle au pli du coude. Longue de toute la hauteur du bras, cette traînée rouge a un centimètre environ de diamètre, un et demi sur certains points, notamment au milieu du bras. Cette rougeur s'éteint en diminuant progressivement sur les bords de chaque côté. La face interne du bras sur le même trajet est tuméfiée et sur une base œdémateuse, où la peau est d'un blanc mat, se dessine un cordon saillant, arrondi, rouge, où la peau offre une température plus élevée que sur les parties voisines. La palpation est impossible le long du cordon rouge, dès qu'on applique le doigt on réveille une vive douleur. Cette douleur est même presque le seul symptôme qui attire l'attention du côté de l'aisselle. Or, à la palpation du creux axillaire, on sent aussi un cordon dur et douloureux. Au coude le long de la branche interne du V du coude, on sent aussi un cordon dont le palper est douloureux. Mais, dans tous ces points, il y a plutôt un empâtement qu'une véritable induration.

Pas d'œdème ni au coude, ni à l'avant-bras, ni à la main.

Les phénomènes articulaires à la main et au poignet sont stationnaires.

Diagnostic. — Le diagnostic était facile. Le trajet que suivait ce cordon rouge faisait tout de suite penser à la veine basilique. On avait donc affaire à une phlébite de la basilique.

Traitement. — 1° Immobiliser le membre : on le met dans une écharpe, l'avant-bras fortement fléchi sur le bras ; 2° cataplasmes.

25 septembre. Le gonflement a diminué à la face interne du bras et le cordon rouge se dessine de mieux en mieux : la douleur est moins vive (l'immobilité a beaucoup soulagé la malade). Elle empêche encore d'imprimer des mouvements au membre.

Le 26. Le cordon s'accentue davantage et devient plus dur ; tout le long de la veine on sent une induration très nette.

Aujourd'hui on remarque de l'œdème à la partie interne du coude où la peau est blanche, et les tissus sous-jacents gonflés nous présentent une sorte de ballottement. Cet œdème est indolent à la pression et spontanément ; il ne se laisse pas facilement déprimer. Il s'élève au tiers supérieur de l'avant-bras.

On peut voir aussi quelques veinules superficielles dilatées.

Le 27. Même état. Les phénomènes articulaires ont disparu.

Le 28 et le 30. L'œdème disparaît au coude et à l'avant-bras : la rougeur a complètement disparu. Il reste encore un cordon dur sous-cutané, mais qu'on sent de l'aisselle au coude ; il n'est plus douloureux à la pression. Les mouvements ne sont plus douloureux depuis plusieurs jours ; mais on recommande à la malade de les éviter.

Jusqu'au 10 octobre, on sent encore assez nettement le cordon dur et au bras et au coude.

23 octobre. Il n'existe plus de cordon dur sur le trajet de la veine.

OBSERVATION XIII.

Rhumatisme articulaire subaigu. Phlébite de la veine poplitée et des veines profondes du mollet du côté gauche.

(Observation communiquée par notre excellent collègue et ami Launois, interne des hôpitaux).

M... (Adèle), âgée de 23 ans, domestique, entre le 14 février 1883, dans la salle Sainte-Joséphine, n° 28, à l'hôpital Lariboisière, dans le service de M. Duguet.

Ses parents étaient bien portants : son père avait des varices aux deux jambes.

La malade a eu la rougeole à 4 ans, la fièvre typhoïde à 16 ans.

Pas d'antécédents de rhumatisme.

Réglée à 12 ans : ses règles ont toujours été irrégulières et peu abondantes.

Elle entre une première fois à l'hôpital Lariboisière, dans le service de M. Duguet, le 24 septembre 1882.

Elle présente à cette époque des phénomènes nerveux ; maux de tête, bourdonnements d'oreille, hémianesthésie droite, point ovarique du même côté. Peu d'appétit.

Au mois d'octobre, plusieurs attaques d'hystérie suivies de perte de connaissance.

Traitement. — Douches froides : bromure de potassium à la dose de 5 grammes par jour.

Les phénomènes nerveux s'amendent : l'état général s'améliore, et la malade est envoyée à l'Asile du Vésinet, le 12 janvier 1883. Deux jours après son arrivée, douleurs dans les deux genoux. Fièvre assez vive. Les douleurs articulaires ne tardent pas à se généraliser et occupent successivement les deux articulations tibio-tarsiennes et le coude droit. Soignée à l'infirmerie et traitée par le salicylate de soude, elle est renvoyée à l'hôpital Lariboisière, où elle entre de nouveau dans le service de M. Duguet, le 14 février.

A cette époque, les articulations tibio-tarsiennes et l'articulation du coude droit sont peu gonflées et peu douloureuses ; mais la malade est obligée de garder le lit.

On constate, en effet, un œdème du membre inférieur gauche, surtout prononcé à la jambe, au niveau des malléoles, et remontant de quelques centimètres au-dessus de l'articulation du genou. Les téguments se laissent facilement déprimer et gardent l'empreinte du doigt; ils sont légèrement violacés, et l'on attribue cette teinte à une paralysie des vaisseaux capillaires. Avec l'apparition de l'œdème avait coïncidé une douleur spontanée, vive, au niveau du mollet, et dans le creux poplité. Actuellement, cette douleur est exagérée par la pression. Le mollet est sensiblement augmenté de volume : la mensuration donne une circonférence de 37 centimètres à gauche et de 32 centimètres seulement du côté sain.

A la palpation, on perçoit un cordon dur dans le creux poplité. Si l'on saisit le mollet malade entre les doigts, et si on lui imprime un mouvement de ballottement, on constate un empâtement profond très manifeste. Ces signes d'oblitération veineuse coïncident avec une circulation veineuse superficielle, complémentaire, assez développée.

La température semble plus élevée du côté malade; elle n'a pas été notée à l'aide du thermomètre. Ne trouvant aucune trace d'inflammation des veines superficielles du membre, dans toute son étendue, depuis le pied jusqu'au pli de l'aine, M. Duguet porte le diagnostic d'oblitération veineuse de la poplitée et des veines profondes du mollet. Eu égard aux déterminations articulaires multiples qui ont précédé l'apparition de l'œdème, il conclut à la nature rhumatismale de l'affection.

Les douleurs articulaires que présente la malade à son entrée à l'hôpital cèdent au bout de quelques jours; mais l'œdème persiste avec tous ses caractères.

Traitement. — Liniment chloroformé. Une compression méthodique et modérée est exercée au moyen d'une couche d'ouate et d'une bande de flanelle.

La malade garde le repos au lit jusqu'au 20 mars; sous l'influence de la position horizontale, l'œdème a diminué, mais la douleur existe encore à la pression le long des vaisseaux.

On fait porter à la malade d'abord un bas élastique, dont la compression trop forte est mal tolérée, puis un bas en coutil.

Grâce à ce bandage, la malade commence à se lever; mais

l'œdème augmente rapidement dès que la station verticale est trop longtemps prolongée. Cependant, l'amélioration s'accentue peu à peu : l'œdème, qui disparaît presque complètement par le repos au lit, s'atténue progressivement ; la douleur du mollet est très modérée ; on constate encore à ce niveau un peu d'empâtement profond. Au commencement du mois de mai, la malade peut se lever et marcher en traînant légèrement la jambe, sans que l'œdème augmente sensiblement.

Elle quitte l'hôpital très améliorée, le 12 mai 1883.

OBSERVATION XIV.

Rhumatisme articulaire subaigu. Phlébite de la veine poplitée droite.

**(Observation communiquée par notre excellent collègue et ami
A. Martinet, interne des hôpitaux (résumée).**

Lucie Cons..., âgée de 26 ans, domestique, entrée le 6 mars 1882, salle Sainte-Geneviève, nº 15, dans le service de M. le Dr Siredey.

Antécédents nuls. Réglée à 18 ans. Depuis cette époque, les règles sont irrégulières et peu abondantes.

Syphilis à l'âge de 22 ans.

Au mois de janvier 1882, elle est soignée à la salle Sainte-Jeanne, dans le service de M. Benjamin Anger, pour un abcès froid de la région sous-claviculaire droite. Elle sort le 15 février, complètement guérie.

Le 1er mars, douleur vive dans la jambe droite, surtout au niveau du creux poplité. La marche est difficile.

Le 2. La malade s'aperçoit que la jambe augmente de volume ; lesdouleurs persistent ; en même temps lumbago ; douleurs dans la jambe et dans les chevilles du côté gauche.

Le 6. On constate que la jambe droite est œdématiée, un peu rouge, assez sensible à la pression. La douleur est surtout intense dans le creux poplité où l'on perçoit un cordon dur, le long de la veine. Rien du côté de la cuisse, pas d'œdème, pas de cordon dur le long de la veine fémorale.

La malade est pâle, anémiée, s'essouffle facilement, se plaint de
de palpitations fréquentes. Souffle mitral au 1er temps.

Le 7. L'articulation tibio-tarsienne du côté gauche est rouge,
gonflée, douloureuse, et présente tous les caractères d'une arthrite rhumatismale.

Traitement. — Potion avec salicylate de soude 4 gr.

Les autres articulations ne sont point envahies; au bout de
quelques jours la jointure atteinte n'est plus douloureuse.

La malade quitte l'hôpital le 20 mars, très améliorée, ne
conservant plus qu'un peu d'œdème au niveau des malléoles :
le cordon induré le long de la veine poplitée est difficilement
appréciable.

OBSERVATION XV.

Rhumatisme subaigu. Phlébite rhumatismale. Epanchement pleurétique à gauche. Endocardite.

(Observation publiée par le Dr Lannois) (1).

Dinard, 22 ans, jardinier, avant son incorporation au 121e régiment de ligne, où il est depuis trois mois, entre le 8 février 1881,
dans le service de M. le Dr Pallé, à l'hôpital militaire de la Charité, salle 13, lit n° 35.

Aucun antécédent de famille. Il jouit lui-même d'une bonne
santé habituelle et n'a jamais été malade avant son entrée au
régiment. Un mois environ après son arrivée au corps, il eut une
pleurésie droite pour laquelle il resta vingt jours à l'hôpital des
Colinettes, à Lyon. Il dit avoir éprouvé quelquefois dans le genou droit des douleurs assez vives l'empêchant de marcher pendant quelques minutes, mais n'ayant jamais présenté assez de
gravité pour l'empêcher de continuer son travail. Pas d'affections vénériennes.

Les accidents rhumatismaux pour lesquels il entre à l'hôpital
ont débuté il y a six jours. Les douleurs siègent dans les articulations tibio-tarsiennes et dans les genoux ; il existe un léger
gonflement de ces articulations (surtout au cou-de-pied) qui
sont douloureuses à la pression, mais qui ne présentent ni rou-

____

(1) M. Lannois, in Revue de médecine, 10 juin 1881.

geur, ni chaleur à leur niveau. Toutes les autres articulations sont libres.

Au cœur, léger bruit de souffle systolique à la pointe, pouls régulier à 84 pulsations, température 38°. La respiration est normale; quelques légers frottements à la base droite, où la percussion donne un son un peu plus élevé que du côté gauche; la respiration est de même un peu plus rude et plus faible à droite.

La langue est blanche, saburrale : l'appétit est presque nul, pas de selles depuis la veille de l'entrée.

Traitement. Potion gommeuse avec 0 gr. 05 extrait thébaïque; 35 grammes d'huile de ricin, puis le lendemain 4 grammes de salicylate de soude.

10 février. On remarque que la douleur ne siège plus principalement au niveau des articulations, comme les deux premiers jours, mais bien au niveau du mollet et surtout de la cuisse de chaque côté. C'est la partie moyenne et interne de la cuisse gauche que le malade désigne comme le point le plus douloureux. La palpation montre à ce niveau la veine saphène interne transformée en un cordon dur de la grosseur d'une plume d'oie, roulant facilement sous le doigt au milieu du tissu cellulaire superficiel. On suit très facilement ce cordon jusqu'à la base du triangle de Scarpa, où il semble s'enfoncer sous quelques ganglions un peu hypertrophiés, sans adénite proprement dite. Le calibre de la veine est moins volumineux à la partie supérieure. Le cordon induré disparaît au niveau de l'articulation, mais on le retrouve avec les mêmes caractères à la partie moyenne et interne du mollet. Rien à la partie postéro-externe; pas de phlébite profonde. Du côté droit, les signes sont absolument les mêmes, quoique un peu moins accusés. Cordon induré s'étendant sur toute la longueur de la cuisse en suivant le trajet de la saphène interne, induration plus marquée à la partie moyenne, obstruction veineuse et phlébite au tiers moyen du mollet.

Le malade souffre un peu quand il reste immobile, mais il lui est impossible de faire un mouvement. La palpation est très pénible. Absence complète d'œdème. Onctions mercurielles et enveloppement avec de la ouate.

Le 11. Douleurs un peu plus vives de chaque côté, aux deux articulations tibio-tarsiennes; il existe en effet un gonflement plus marqué autour des malléoles. T. M. 38°; S. 38°,5.

Le 12. Le souffle d'endocardite à la pointe s'est accentué, et le cordon veineux induré semble s'étendre au mollet en descendant vers les malléoles internes. On supprime le salicylate. Chloral, 2 grammes.

Le 13. L'induration s'est propagée peu à peu dans la veine, que l'on peut suivre depuis la malléole interne jusqu'à la base du triangle de Scarpa, avec prédominence pour le côté gauche. A la partie moyenne de la cuisse gauche, la veine contient un caillot plus dur que dans le reste de son étendue; elle ne roule plus sous le doigt; le tissu cellulaire présente un empâtement manifeste. T. M. 38°,2; S. 37°,8.

Le 14. L'inflammation du tissu cellulaire péri-vasculaire notée hier est maintenant des plus manifestes; légère traînée rouge à la partie moyenne de la cuisse gauche. Aux deux mollets, les veines continuent à être mobiles. T. M. 37°,7; S. 37°,8. Même traitement laxatif.

Le 15. La saphène commence à se dégager à la partie inférieure du mollet; mais le cordon ne change pas plus haut.

Le 17. La résolution de la phlébite continue; le malade ne souffre presque plus et remue un peu les jambes sans éprouver de douleurs vives. Il demande à manger; la température se maintient à 37°,6.

Le 18. Le malade a eu un peu de fièvre hier soir (38° à 3 h.), et il se plaint d'un point de côté à gauche. L'examen fait reconnaître tous les signes d'une pleurésie avec épanchement; matité occupant la partie inférieure de la poitrine, absence complète de vibrations thoraciques et de murmure vésiculaire, souffle un peu rude s'entendant dans toute la hauteur de l'épanchement, égophonie peu marquée, pectoriloquie aphone. T. M. 38°: S. 38°,6.

Le 19. L'épanchement remonte ce matin jusqu'à la partie moyenne de l'omoplate; le souffle a perdu sa rudesse primitive pour devenir franchement pleurétique et ne s'entend bien qu'à la partie externe du thorax; pas de difficulté dans la respiration (24 respirations); le point de côté qui occupe une assez grande étendue est aussi fort qu'hier. Douleur au cou derrière le sterno-mastoïdien gauche. La pointe du cœur bat à trois travers de doigt en dedans du mamelon ; le souffle systolique de la pointe est à peine un peu plus accusé que les jours précédents : 100 pulsations. T. M. 38°,2 ; S. 38°,4.

Le 20. L'épanchement a atteint l'épine de l'omoplate. Le souffle est redevenu très rude ; le skodisme est exagéré sous la clavicule, le cœur un peu plus dévié. T. M. 38°,6 ; S. 38°,3.

Le 23. Le malade accuse une douleur assez vive dans l'épaule droite et se plaint à nouveau depuis hier de souffrir sur le trajet des deux saphènes, il persiste. un cordon fibreux du côté gauche, surtout à la cuisse. T. M. 38°,2 ; S. 38°,9.

Le 26. La douleur articulaire a disparu, mais le trajet des saphènes est toujours aussi douloureux ; à gauche, on sent de loin en loin des indurations très nettes et limitées dans la cavité de l'artère, indurations constituées par des caillots plus résistants ; à droite, mêmes indurations, mais moins marquées. Légère ascension du liquide dans la plèvre : sous la clavicule, la percussion donne un son trachéal rappelant le bruit de pot fêlé. Le cœur est considérablement dévié, sa pointe battant sur le bord droit du sternum ; malgré cela, pas de troubles fonctionnels. La température a beaucoup baissé ; 37°,2 le matin, 37°,4 le soir.

Le 28. Matité absolue jusque sous la clavicule ; absence complète de murmure vésiculaire en avant ; respiration rude à caractère puéril dans la fosse sus-épineuse. Amélioration du côté des symptômes de la phlébite. Temp. 37°,3 et 38°,2.

3 mars. Un peu de congestion à la base du poumon droit, ayant amené quelque gêne dans la respiration. Il souffre toujours dans la cuisse et dans le genou gauche quand il veut faire un mouvement ; la jambe droite est libre.

Le 5. Mêmes symptômes du côté des membres inférieurs ; cependant les mouvements sont un peu moins gênés. L'épanchement est en voie de résorption ; on trouve un peu de sonorité sous la clavicule où l'on entend une respiration rude et soufflante ; frottements pleurétiques à la partie supérieure de la fosse sous-épineuse. Le cœur est toujours aussi déplacé. T. M. 37°,6 ; S. 38°.

Le 9. Le malade se plaint encore de souffrir dans les deux membres inférieurs, mais toujours plus à gauche qu'à droite, et on constate en effet une nouvelle poussée inflammatoire. La veine saphène interne gauche, qu'on ne trouvait plus qu'avec difficulté ces jours-ci, sauf en un ou deux points limités, se présente à nouveau, sous forme d'un cordon induré occupant toute la longueur du membre, plus volumineux même que la première fois. Outre les noyaux que l'on constatatait auparavant au mollet, au tiers inférieur et au tiers moyen de la cuisse, on en trouve deux autres, l'un un peu au-dessus de l'articulation du genou, l'autre, plus appréciable, à la base même du triangle de Scarpa. Le tronc seul de la saphène est atteint, et nulle part les cordons latéraux ne semblent pris. Il n'y a pas de rougeur ; la palpation est très douloureuse.

La jambe est à demi-fléchie sur la cuisse qui est elle-même dans l'abduction et la rotation en dehors. A droite, la veine est aussi manifestement enflammée que celle du côté gauche ; mais elle est beaucoup moins volumineuse, moins douloureuse et la jambe reste étendue. L'épanchement pleurétique continue à décroître. La température reste normale à 37°,5, le matin et le soir.

Badigeonnages de la poitrine avec la teinture d'iode. Onctions mercurielles belladonées sur les veines enflammées.

Le 10. L'état général est assez bon ; cependant le malade a notablement maigri et présente une pâleur très marquée ; il a des sueurs abondantes qui le fatiguent un peu. Le cœur, qui est toujours déplacé, présente à la pointe le souffle systolique habituel, mais beaucoup plus rude ; on trouve de plus à la base et au premier temps un souffle doux vraisemblablement anémique.

Le 15. L'amélioration continue ; la respiration s'entend assez bas en arrière ; cependant l'épanchement est encore abondant ; car la matité absolue est à deux travers de doigt au-dessus du mamelon quand le malade est couché, à quatre lorsqu'il est assis.

Aux membres inférieurs on sent les cordons veineux depuis les malléoles jusqu'au triangle de Scarpa, mais ils ne sont pas douloureux, sauf à la partie supérieure de la cuisse gauche ; le malade se lève depuis deux ou trois jours, mais cette douleur rend la marche pénible. La température oscille toujours entre 37°,4 le matin et 37°,8 le soir.

4 avril. Depuis quinze jours, le malade n'a présenté aucun symptôme spécial à signaler, si ce n'est une douleur de peu de durée dans l'épaule droite. L'amélioration s'est maintenue et il part aujourd'hui en convalescence dans l'état suivant : sur tout le trajet de la veine saphène interne, aux deux côtés, on sent un cordon induré qu'on peut suivre depuis la base du triangle de Scarpa jusqu'à la malléole interne, en avant de laquelle il passe pour se perdre à la face dorsale du pied ; il est plus marqué à gauche qu'à droite, présente des noyaux aux points signalés et est toujours un peu douloureux à la pression. L'épanchement pleurétique est presque totalement résorbé; la cage thoracique présente un affaissement très marqué à gauche avec submatité dans toute son étendue ; les bruits respiratoires sont assez obscurs. La pointe du cœur bat à deux travers de doigt en dedans du mamelon et présente un souffle systolique très net ; il existe à la base un souffle anémique assez doux, bien moins marqué qu'il y a trois semaines.

Observation XVI.

Rhumatisme articulaire subaigu. Phlébites des veines fémorales et poplitées droites.

(Observation communiquée par notre excellent collègue et ami, P. Le Gendre, interne des hôpitaux).

Ferdinand Maz..., 25 ans, journalier, ne présente pas d'autres antécédents pathologiques que des douleurs dans les jointures, survenant de temps en temps, depuis quelques années, dans les saisons humides, mais ne l'ayant jamais obligé à garder le lit jusqu'à l'époque actuelle.

Il y a une quinzaine de jours, des douleurs plus vives qu'à l'ordinaire se sont montrées dans les genoux, les épaules, les coudes, passant assez rapidement d'une jointure à l'autre. Il a eu un peu mal dans la gorge au début de cette crise de douleurs et, de temps en temps, quelques frissons suivis de sueurs abondandes. Il a dû cesser tout travail et s'aliter.

Le 3 mars 1881, il entre dans le service annexe de Cochin, dirigé par M. Robert Moutard-Martin, lit n° 12. Il présente une douleur assez intense dans le mollet droit. Cette douleur a commencé par la partie interne et supérieure de la cuisse; elle lui rend tout mouvement impossible. Cependant la jointure du genou est certainement libre; la rotule se détache visiblement, comme à l'état normal; les culs-de-sac de la synoviale ne sont ni tuméfiés, ni tendus. La pression ne fait naître aucune douleur sur la partie antérieure du genou. En revanche, la moindre pression exercée au niveau de la partie interne de la cuisse, et surtout du creux poplité, fait naître une vive douleur.

La palpation permet de sentir très nettement un cordon cylindrique, dur, situé sur le trajet des vaisseaux fémoraux et poplités, depuis le tiers moyen de la cuisse jusqu'au niveau du mollet. La douleur n'est pas née brusquement, mais a commencé d'une manière assez sourde, s'est accrue progressivement depuis quarante-huit heures, en même temps que les mouvements devenaient plus pénibles dans le membre inférieur droit qui paraît au malade lourd comme du plomb. Il le tient légèrement fléchi avec un peu de rotation en dehors. La peau présente, au niveau du creux poplité et de la partie interne de la cuisse, une teinte rosée. Un très léger œdème, qui efface les saillies et les dépressions péri-articulaires, existe au niveau du cou-de-pied et de la partie inférieure de la jambe. Les veines sous-cutanées sont bien plus apparentes autour du genou, à la jambe et au pied du côté malade que sur le membre sain. Ce développement de la circulation veineuse collatérale explique le peu d'importance de l'œdème, malgré l'oblitération du tronc veineux principal.

La température est plus élevée au niveau du mollet droit que du gauche, d'une façon appréciable à la main.

Les douleurs articulaires existent encore, mais très modérées, au niveau du coude et de l'épaule gauche, ainsi qu'une extrême sensibilité diffuse au niveau des espaces intercostaux et des dentelés.

Aucun bruit de souffle au cœur, plèvres normales; urines chargées de sédiments uratiques; pas d'albumine.

Un peu de toux; quelques râles sibilants disséminés; expectoration muqueuse sans caractère.

Température 38°,5. Pas d'appétit, langue légèrement saburrale.

Traitement. Cataplasmes laudanisés. Très légère onction avec pommade mercurielle belladonée. Eau de Vichy. Tisane de chiendent nitré. Repos absolu. Purgatif léger.

10 mars. Les douleurs articulaires ont totalement disparu. La bronchite est terminée. L'apyrexie est complète.

Le cordon veineux est toujours aussi dur, mais à peine douloureux. L'œdème n'a pas augmenté, mais la circulation collatérale est plutôt développée. L'appétit est revenu.

Au commencemnet d'avril, l'amélioration est très sensible. Aucune douleur, plus d'œdème. Le cordon dur n'existe qu'au niveau du creux poplité. A ce moment le malade s'étant levé, malgré la défense, est repris de douleurs dans le mollet, d'un peu d'œdème.

Mais, le 11 mai, il sortait complètement guéri ; le cordon veineux n'était plus guère appréciable. La circulation collatérale n'était plus apparente ; seulement, quand le malade restait quelque temps debout, sa jambe lui semblait lourde à traîner, et il ressentait une certaine gêne, une tension pénible dans le mollet.

Dès le début, le diagnostic porté par M. Moutard Martin fut: phlébite rhumatismale.

OBSERVATION XVII.

Rhumatisme articulaire subaigu. Plébite des deux saphènes.

(Observation communiquée par notre excellent collègue et ami
Lebreton, interne des hôpitaux.)

Henri Heus..., âgé de 48 ans, relieur, entre le 5 octobre 1883, à l'hôpital Tenon, salle Broussais, n° 19, dans le service de M. le Dr Sevestre.

D'une constitution assez vigoureuse, ce malade n'a jamais eu de rhumatisme articulaire vrai.

Il semble avoir été choréique dans son enfance. Il a été à plusieurs reprises atteint de lumbago.

En 1867, il a eu des coliques de plomb.

L'année dernière, il a souffert de douleurs rhumatoïdes dans les bras et dans les jambes. Depuis cette époque, ses jambes enflaient parfois le soir.

Le 27 septembre 1883, douleurs vagues dans les bras et dans

les jambes; il peut cependant marcher jusqu'au 5 octobre, date
à laquelle il est obligé d'entrer à l'hôpital.

Etat actuel. Les deux mollets sont le siège d'un gonflement
très marqué. Ils sont très douloureux. Les deux jambes reposent
sur le plan du lit, par leur côté externe.

Les deux malléoles sont le siège d'une légère infiltration
œdémateuse.

Rien dans les articulations, qui sont intactes.

Les deux saphènes internes sont douloureuses spontanément
et à la pression ; elles forment un cordon induré très facilement
appréciable.

Rien du côté de la fémorale.

On porte le diagnostic : Phlébite rhumatismale.

Traitement. Onguent mercuriel belladoné ; légère compression ouatée, amélioration graduelle.

Le 31 décembre, le malade est guéri : les mollets ont repris
leur souplesse ; les saphènes sont encore un peu indurées.

Il n'y pas de varices.

Les jambes sont plutôt maigres, sans traces de pigmentation
variqueuse.

Il existe encore un peu d'œdème au niveau des malléoles,
quand le malade se fatigue, et quelques douleurs rhumatoïdes
dans les muscles du bras.

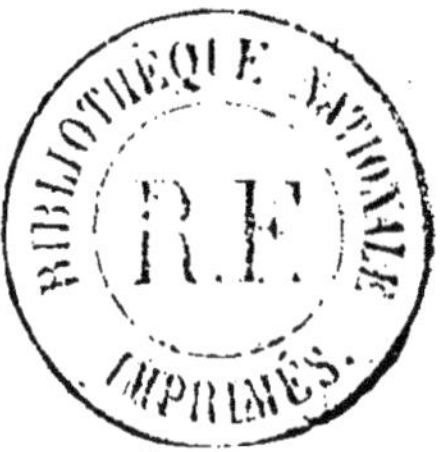

CONCLUSIONS.

1° Le rhumatisme peut se localiser sur les veines et créer deux formes différentes.

2° L'endophlébite est très rare ; elle appartient surtout au rhumatisme articulaire aigu et à ses formes anomales.

3° La thrombose est plus commune ; elle survient dans le déclin ou dans la convalescence du rhumatisme articulaire aigu, ou dans le rhumatisme articulaire subaigu.

4° La phlébite rhumatismale occupe de préférence les membres inférieurs.

5° Elle se produit avant, pendant et le plus souvent après les manifestations articulaires.

6° Sa marche est toujours centripète ; elle progresse de bas en haut, de l'extrémité du membre vers la racine.

7° Elle est distincte de la phlegmatia alba dolens.

8° Son pronostic est habituellement favorable ; elle peut être cependant suivie d'embolie pulmonaire.

9° Sa durée moyenne est de deux mois.

Paris — A. PARENT, imp. de la Fac de médec., A. DAVY, successeur,
52, rue Madame et rue M le-Prince, 14,

CHARCOT, professeur à la Faculté de médecine de Paris, etc. **Leçons sur le système nerveux**, faites à la Salpêtrière, recueillies et publiées par le Dr BOURNEVILLE, rédacteur en chef du *Progrès médical*. 3e édit. revue et augmentée. 2 vol. in-8 avec 50 fig. intercalées dans le texte et 21 planches, dont 15 en chromolithographie, 1880.. 28 fr.
    Cartonné.. 30 fr.

CHARCOT. **Leçons sur les localisations dans les maladies du cerveau et de la moelle épinière**, faites à la Faculté de médecine de Paris; recueillies et publiées par les Drs BOURNEVILLE et BRISSAUD. 1 vol. in-8 avec 89 fig. intercalées dans le texte. 1878-80.................................... 11 fr.
    Cartonné.. 12 fr.

RICHER (Paul), ancien interne, lauréat des hôpitaux de Paris. **Études cliniques sur l'hystéro épilepsie ou grande hystérie**, précédées d'une lettre-préface de M. le professeur J.-M. Charcot. 1 vol. in-8 avec 105 fig. intercalées dans le texte et 9 gravures à l'eau forte. 1881................... 19 fr.
    Cartonné.. 20 fr.

LUYS, membre de l'Académie de médecine, médecin de la Salpêtrière, etc. **Traité clinique et pratique des maladies mentales.** 1 vol. in-8 avec 27 fig. intercalées dans le texte et 10 planches coloriées et photomicrographiques.. 17 fr.
    Cartonné.. 18 fr.

GRASSET, professeur agrégé à la Faculté de médecine de Montpellier, etc. **Traité pratique des maladies du système nerveux.** 2e édit. 1 vol. in-8 avec 85 figures. intercalées dans le texte, et 10 planches en chromolithographie et photoglyptie 1880.. 25 fr.

GRASSET. **Des localisations dans les maladies cérébrales.** 3e édit. 1 vol. in-8 avec 8 figures dans le texte et 6 planches. 1880.................. 9 fr.

BOURNEVILLE et P. RENARD. **Iconographie photographique de la Salpêtrière** (service de M. le professeur Charcot). Tome 1er. **Hystéro-épilepsie. Attaques.** 1 vol. petit in-4 avec 40 photographies 1878. Broché,... 30 fr.
Relié en demi-chagrin rouge, doré en tête, non rogné avec coins..... 36 fr.
Tome II **Épilepsie partielle. Hystéro-épilepsie. De l'hystérie dans l'histoire.** 1 vol. petit in-4, avec 39 photographies. 1878............. 30 fr.
Relié.. 36 fr.
Tome III **Du sommeil, du somnambulisme, du magnétisme, des zones hystérogènes chez les hystériques.** 1 vol. petit in-4 avec 20 photographies, 1881.. 30 fr.
Relié.. 36 fr.

BOURNEVILLE, rédacteur en chef du *Progrès médical*, **Recherches cliniques et thérapeutiques sur l'épilepsie et l'hystérie.** Compte rendu des observations recueillies à la Salpêtrière de 1873 à 1876. 1 vol. in-8 avec 3 planches. 1876.. 4 fr.

GRIESINGER, professeur de clinique médicale et de médecine mentale à l'Université de Berlin. **Des maladies mentales et de leur traitement.** Ouvrage traduit de l'allemand sous les yeux de l'auteur par le Dr DOUMIC accompagné de notes par M. le Dr BAILLARGER médecin de la Salpêtrière, membre de l'Académie de médecine. 1 vol. in-8. 1868....................... 9 fr

FABRE, professeur de clinique interne, etc. **Les relations pathogéniques des troubles nerveux.** ou les troubles nerveux étudiés dans leurs rapports réciproques de causes a effet avec les autres phénomènes morbides. Leçons recueillies par le Dr AUDIBERT. 1 vol. in-8 1880..................... 8 fr.

DURET, aide d'anatomie à la Faculté de médecine de Paris, etc. **Études expérimentales et cliniques sur les traumatismes cérébraux.** Tome I 1 vol. in-8 avec 38 figures dans le texte, et 19 planches dont 8 en chromolithographie. 1878.. 15 fr.

LEGRAND DU SAULE **Étude médico-légale sur les testaments contestés pour cause de folie.** 1 vol. in-8. 1877................................ 9 fr.

LEGRAND DU SAULLE. **Étude médico-légale sur l'interdiction des aliénés et sur le conseil judiciaire;** suivie de recherches sur la situation juridique des fous et des incapables à l'époque romaine. 1 vol. in-8. 1880.. 8 fr.

LEGRAND DU SAULLE. **Étude médico-légale sur les épileptiques.** 1 vol in-8. 1877.. 4 fr. 50

Paris. — Typ. A PARENT, imprimeur de la Faculté de médecine, rue M.-le-Prince 31

A DAVY, successeur